U0200111

肝胆外科行医手记

秦锡虎 著

学苑出版社

图书在版编目（ＣＩＰ）数据

肝胆外科行医手记/秦锡虎著. -- 北京：学苑出版社，
2019.1

ISBN 978-7-5077-5623-4

Ⅰ.①肝… Ⅱ.①秦… Ⅲ.①肝疾病－外科学－诊疗②胆道
疾病－外科学－诊疗Ⅳ.① R657.3 ② R657.4

中国版本图书馆 CIP 数据核字（2018）第 293866 号

责任编辑：黄小龙
出版发行：学苑出版社
社　　址：北京市丰台区南方庄 2 号院 1 号楼
邮政编码：100079
网　　址：www.book001.com
电子邮箱：xueyuanpress@163.com
销售电话：010-67601101（销售部）　67603091　（总编室）
印 刷 厂：北京画中画印刷有限公司
开本尺寸：880×1230　　1/32
印　　张：8
字　　数：121 千字
版　　次：2019 年 1 月第 1 版
印　　次：2019 年 1 月第 1 次印刷
定　　价：58.00 元

吾生也有涯，而知也无涯。以有涯随无涯，殆已！已而为知者，殆而已矣！为善无近名，为恶无近刑。缘督以为经，可以保身，可以全生，可以养亲，可以尽年。

——《庄子·内篇·养生主第三》

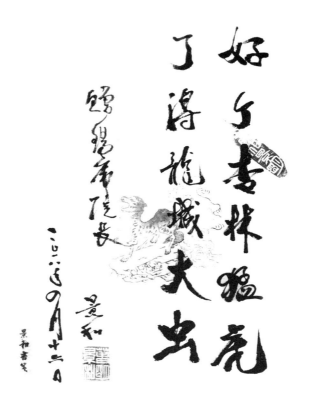

好个杏林猛虎，了得龙城大虫。
——赠锡虎院长　郎景和
二零一八年四月十二日

序

刀下文章

——仁术 仁心 仁爱 悟真情

　　打开书页，细细读来，甚是诧异！一个外科医生，利刀仁术，实属不易，还能写出好文章，那就更是了得。慢慢品味书中的文字，感受他字里行间透出深邃的思想、渊博的知识，着实使我眼前一亮，也让我一时忘记他竟是个医生。最枯燥乏味的医学术语，在他的笔端下，流淌出的竟是通俗易懂的自然现象、甚至地质地貌，更有对病人的关切之情、人生的思考和对医学问题的独特见解……书中散发出的哲学、人文和医学的大智大慧令人肃然起敬。

三国时期，吴国医生董奉，家住庐山。他常年为人治病，却不接受别人的报酬。得重病的人，他给治好了，就让病人种植五棵杏树；病情不重的人，他给治好了，就要病人种植一颗杏树。数年后杏树蔚然成林，收获之后，又将所得用以救治贫民或流亡路过者，后人便以"杏林"作为医界的代名词。在我看来，"杏林"二字，是一种精神品格的象征，那是医者最纯粹的、不掺杂分毫私欲的追求；对患者深深的同情和对生命无比的尊重与爱。本书作者就是这样一位医者，他，不仅有妙手回春的仁术，更有一颗悬壶济世的仁心，大凡与他有过交流，无一不被他身上洋溢的浓厚人文气息折服。

　　先哲、现代医学之父威廉·奥斯勒医生，加拿大医学家、教育家。他建立了美国今天的医学教育制度，开创了世界医学的新纪元，并且终其一生著书立说，笔耕不辍。他在《行医的金科玉律》中是这样说的："行医，是一种以科学为基础的艺术。它是一种专业、而非一种交易；它是一种使命，而非一种行业；从本质来讲，医学是一种使命、一种社会使命、一种人性和情感的表达。这项使命要求于你们的，是用心要如同用脑。"本书作者便是这样一位用心、用脑的行医者，于是，我在《学无止境、艺无止境》一文中，读到了他的使命和担当，诚如他所说：面对奥秘莫测的人体，任何一个专家教授的知识都是有限的，只有用永不满足的态度去求索无边无涯的未知，医术才能不断进步，学术才能不断发展；也读到了作者的悲悯情怀，《一棵酸菜》便是最好的写照；而《母亲的指纹》更是让我读到了一位儿子对母亲浓浓的爱意和深情。……

人世间，谋生手段形形色色，行医不过是其中的一种，却关乎着健康、尊严、生死，于是，这份责任背负了太多的道德之重。医生如果没有仁善之心，哪怕有再高的技术，也像雨夜的流星，遥远黯淡，无法温暖患者的心。要知道，医者能做到的仅是"有时治愈、常常帮助、总是安慰"。而今天的医学，不仅要面对最复杂的人体，也要面对喧嚣的时代和巨测的人性。对疾病、对病人、对生活，我们应该如何面对？我想，当你读完这本书，你的心中便有了答案。医路漫漫，任重而道远，愿我们每一位行医者谨记天职和使命，做一个有温度的医者，让患者真切感受到医生善良与爱的大医情怀，从而在现今如此艰辛繁重的执业环境中从容前行。

最后，允我引用《庄子·内篇·养生主第三》与作者"金手指"秦锡虎院长及所有同道共勉：吾生也有涯，而知也无涯。以有涯随无涯，殆已！已而为知者，殆而已矣！为善无近名，为恶无近刑，缘督以为经，可以保身，可以全生，可以养亲，可以尽年。

黎介寿
2018年嘉平年

黎介寿，中国工程院院士，著名普外科专家

目 录

第一章 医学新论

第二章　临床感悟

第三章 善待疾病

第一章

医 学 新 论

与细菌之战——抗生素的合理使用

2010.1.19

关于地球和人类年龄，尽管基督徒、佛教徒和穆斯林们各有不同看法，但我一般采信科学家的说法，宇宙开始点是一百五十亿年前、地球约于四十五亿年前诞生。在漫漫的历史长河中，物竞天择、万物萌生，细菌是地球上最古老的"居民"，大约已经存在了三十七亿年，在细菌面前，我们人类太年轻了，尽管2008年我们成功地把北京猿人的年龄从五十万年增长到七十万年，就是算上埃塞俄比亚的阿瓦什河谷的露西人，也只有四百万年。其实这些还不能算真正意义上的"人"，能叫人的生物如果从旧石器时代开始算起，只有短短的5000年。

好比童话般的1992年欧洲杯一样，未能获得决赛圈资格的丹麦最后一分钟被邀请顶替南斯拉夫参赛，并不可思议地夺得了冠军，来的最晚的丹麦队成为了王者。如今人类这一地球上的后来者也成了地球的主宰，移山倒海、战天斗地，我们彻底改变了世界，我们掌控光明，可以让黑夜比白昼还明亮；我们调节温度，可以在寒冬里比春天还温暖；我们可以让钢铁在天空飞翔的比老鹰还高，我们可以在海底呼吸得比鱼虾还欢畅……当然，我们最大的成果是将我们人类的平均寿命从 20 岁延长到 70 多岁，这主要归功于我们人类不断发明一个又一个战胜疾病的方法，而赢得与细菌的战争是其中最重要的环节。

自古以来，细菌驱赶着病魔在人世间横行霸道，所向披靡，无坚不摧。人类对此束手无策，连绝顶聪明的大圣人神农尝遍百草也无可奈何。直到公元 1928 年 9 月 15 日，青霉素在亚历山大·弗莱明的培养皿中横空出世。又经 15 年的磨难，在霍华德·弗洛里和厄恩斯特·钱恩的挽救下，青霉素于 1943 年被应用于医学临床，并迅速成为细菌的克星，小小一支 80 万单位的青霉素就能挽救一条生命，从此开创了抗生素时代。

细菌很快有了对策，它们不断的自我变异，犹如更换了"马甲"般来逃避青霉素的打击，人类也不断寻找新的方法，先是将肌肉注射改为静脉注射，然后将注射一支改为注射六支八支，再后将注射一次改为每天注射，连续一周。

人类每次改变"战术"似乎总能取得阶段性的胜利，可是细菌就像灰太狼，很快又卷土重来。于是人类又不断地发明新的抗生素：红霉素、氯霉素、土霉素……到现在，抗生素的种类已达几千种，分为青霉素类、头孢菌素类、氨基糖甙类、大内脂环类、喹诺酮类等，根据抗菌能力的强弱又分为一代药、二代药、三代药和四代药，在临床上常用的就有几百种。为了规范和指导全国医生们正确使用抗生素，卫生部和中华医学会专门制定了《抗菌药物临床应用管理规范》等法规和各种《指南》，医生只要"按图索骥"就能找到合适的药物，抗菌这事儿似乎变得简单明了。

然而，细菌不会就此束手就擒。让我举个例子来说明吧。一位六十出头的男性病人，因为胰腺头部恶性肿瘤进行了胰十二指肠切除术，这是个巨大的腹部手术，需要联合切除上腹部六个脏器，并将胰腺、胆管及胃分别缝合到肠子上，手术后比较容易发生细菌感染，尤其是革兰氏阴性杆菌和厌氧菌的感染，加之该病人手术前在内科已有一段时间的高热，内科使用了三代抗生素，但无效。为此，根据《抗菌药物临床应用管理规范》和多年的经验，手术后我们直接选用了抗杆菌的四代抗生素美罗培南，配以抗厌氧菌的奥硝唑，但是术后连续三天病人仍有中等以上发热，第三天胸片显示肺部感染，遂加用抗革兰氏阳性球菌的四代抗生素去甲万古霉素。术后第五天显示手术中取的胆汁培养为"人苍白杆菌"感染，证明当初选用美罗培南是正确的。术后第十天显示术后第七天取的痰培养为"耐甲氧西林的溶血性葡萄球菌"感染，这细菌毒力极强，只有去甲万古霉素等几只药有效（这表明第三天加用去甲万古霉素是英明的），于是停用美罗培南。术后十二天显示术后十天取的腹水培养为"热带念珠球菌"感染，这是一种真菌，往往在使用高档抗生素后出现，遂停用去甲万古霉素，加用抗真菌药物大扶康，随后病人体温恢复正常。术后十六天病人切口裂开，进行缝合，再次使用美罗倍南。再手术后第四天起又高热，第七天再加用万古霉素，第八天显示二次术后第五天取的引流液培养为"抗 β - 内酰胺酶的肺炎克雷伯菌、占70%，鲍曼氏/醋酸钙不动杆菌复合体、占30%"混合感染，这是两种毒力极强的细菌混合感染，好在三天后体温正常，停用抗生素。二次手术后第十四天，病人又出现高热，这次的细菌培养又是"溶血性葡萄球菌"感染，使用多种药物无效，反而在全身出现了很多药物性皮疹，根据《抗菌药物临床应用管理规范》，我们必须依照细菌培养的药物敏感试验再次更改抗生素，但病人和家属实在不能忍受抗生素轮番轰炸之苦，与我们协商能否先停用抗生素观察几天。经反复沟通，遂冒险停药。令人匪夷所思的事情发生了，停用抗生素后病人皮疹消失了，同时体温也奇迹般恢复正常了。

回顾这一场与细菌间的遭遇战，有两点体会：一、细菌种类变化多端，往往敏感抗生素才用几天，它就变换出一种不敏感细菌来，它还会轮番攻击人体不同的器官，有时甚至几种细菌联合作战，加之细菌培养必须有3~4天才能出结果，"时间差"加上"组合拳"，让你防不胜防。二、最后的胜利来得莫名其妙，到底是抗生素用到位了还是细菌主动撤出战场？以后工作中还要不要遵守《抗菌药物临床应用管理规范》？

其实，人类的能力与细菌比好像差得很远，不管是炽热、冰冷还是纯酸性环境甚至原子弹辐射，似乎没有什么极端环境是细菌无法承受的。在格陵兰一条冰川下方2英里处的冰层中发现的名为 Herminiimonas glaciei 的细菌，已沉睡了12万年。在深海火山口边缘发现的细菌——Pyrodictium abyssi，除了承受足以将潜艇压成薄煎饼的大气压外，还经受住超过水沸点的高温考验。Deinococcusperaridilitoris 球菌能够经受住寒冷、真空、干旱和辐射考验。Halobacterium NRC-1 能够经受住 1.8 万 Gy 辐射——(10Gy 辐射便可致人死亡)。Ferroplasma acidophilum 能够在 pH 值为零的环境下生存。Desulforudis audaxviator 可能是一个真实的"自力更生"的微生物，它们在地下 2 英里处，利用含铀岩石产生的放射能作为能量，这种细菌能够从周围岩石和空气中获取所需的所有营养物质并完成新陈代谢过程。相比之下，其他所有已知生物体（包括人类）均需要其它生物提供某些营养物质。

但是，人却是最狂妄的生物，自封为"万物之灵"，挥舞着"科学"的旗帜，叫嚣着"文明"的口号，肆无忌惮地改造世界，妄想利用抗生素来压制细菌，不知是否会遭到细菌的疯狂反击？但愿我们能从近年 SARS 和 H1N1 病毒对我们的攻击中吸取教训！

医学新发现
——糖尿病是手术可以治愈的胃肠道疾病

2010.3.5

　　糖尿病是名不虚传的现代富贵病之一，一般多由于胰腺的胰岛功能不佳至使胰岛素分泌相对或绝对不足所致！公认最常用和最有效的治疗方法就是注射胰岛素。

　　但是胰岛素也不能解决所有问题，比如，有一部分病人存在胰岛素抵抗现象，所以，总有一部分糖尿病患者出现严重并发症，如：失明、肢体坏死等等！

　　有"一小撮"医生总是不尊重师长、不遵循常规，他们偏说糖尿病是胃肠道疾病！他们居然说动手术能治好糖尿病，欧美的老外们一点没有我们中国人的老成持重，竟有不少"冒失鬼"自觉自愿地躺上手术台，接受胃转流手术，自取灭亡！

　　然而，这些自取灭亡者中 80% 的人却是命大福大，术后不光没有一命呜呼，还变的吃嘛嘛香！

2008 年罗马欧洲糖尿病研究学会年会上，专家们宣布"糖尿病是手术可以治愈的胃肠道疾病"！

科学的进步总与异想天开有关，医学更是如此！

神奇的维生素 B₆

己丑年白露书（2010.3）

自从清末落后挨打，国人的最大梦想就是赶英超美，实践过程却艰难坎坷，一场"大跃进"，醒来却是一场欲哭无泪的闹剧。近三十年来改革开放成效卓著，国民经济蓬勃发展，人民生活极大改善，但赶英超美的美好愿望终究还未能实现。

晚上病人多并不全是坏事，至少对外科医生来说是件好事。国内外的外科圈内有句俗语：要想完全掌握某种手术，必须要主刀 100 例以上。由于胆囊切除病例实在多，按这个标准，胆囊切除专家如雨后春笋层出不穷。有的外科大夫运气好，工作的医院大、工作年头长，主刀数千上万个胆囊手术，那就是大专家了。这好比练习书法，写的时间长了，水平总要高一点。不过，书法家水平的高低与写字的多少并不成正比，同样，手术水平的高低与手术例数的多少也不成正比，只有既有经验又有悟性的外科医生才能成为真正的大家。

不管手术大小，病人总希望万无一失，所以货比三家总要找个专家，专家见多识广、经验丰富，安全系数高。不过俗话还说：千人千面！推而广之，千人千胆！龙生九子各不同，同胞姊妹有妍疵，胆囊的畸形和变异也不胜枚举，再有经验的专家，总有可能遇上他没见过的情况。

我就曾经遇到过这样一个病例，老年男性，胆囊结石，手术前凝血功能正常，手术进行胆囊切除术，手术操作顺利，手术中对血管和胆囊床的处理满意。手术后的当天上午一切正常，傍晚呕吐，后来腹腔引流管中出现血液，心跳加快，血压下降。我们断定腹腔有出血，于当晚再次手术，手术发现血管结扎线并未脱落，只是胆囊床有出血点，周围水肿，疑似呕吐后撕裂所致，我们将胆囊床仔细缝合，反复冲洗，经在手术台边的所有医护人员观察半小时，确认无出血后关腹，结束手术。当晚和第二天上午腹腔引流量不多，比较正常，但至傍晚腹腔引流量又明显增加，出血明显，只能第三次手术。为了集思广益，这次手术特意邀请我的师傅主刀，我师从事外科四十多年，有非常丰富的临床经验。但是，这次打开腹腔后发现腹腔内并没有明显的出血点，只是肝脏、肝脏周围组织及后腹腔水肿明显，血液像阴雨天青石板上洇水一样慢慢渗出，压迫止血、缝合止血和电凝止血等常规手段根本不起作用，我们断定这不是外科性出血，必须依靠内科手段了。于是，我们连续给病人使用了大量的止血药物，包括血小板、凝血酶原复合物、冷沉淀、血浆等"核武器"，出血略有减少，但仍是涓涓不断。至此，我们已黔驴技穷、无计可施。我们以前也数次遭遇这样的尴尬局面，往往只能听天由命，有两个病人就此含恨而终。

病家认识一位解放军的外科教授，长于危重病急救，尤其擅长于危险化学品中毒的抢救，是神舟飞船医疗组专家，正巧在常州，于是星夜请来。教授一看，断定病人是肝脏失功，不能生产凝血酶所致，最有效的方法是静脉点滴 5 克维生素 B_6 和少量维生素 C 及氨基酸，配以地塞米松和山莨菪碱。根据药典，维生素 B_6 的使用适应证有以下几条：1、防治因大量或长期服用异烟肼、肼苯哒嗪等引起的周围神经炎、失眠、不安；减轻抗癌药和放射治疗引起的恶心、呕吐或妊娠呕吐等。2、治疗婴儿惊厥或给孕妇服用以预防婴儿惊厥。3、白细胞减少症。4、局部涂搽治疗痤疮、酒糟鼻、脂溢性湿疹等。使用方法为 50~100mg 静脉注射，每日 1 次。可是术中出血根本不在维生素 B_6 的使用适应症中，其次使用剂量是药典批准剂量的 50~100 倍。这样使用似乎有违《中华人民共和国药品管理法》，要知道医生行医，只要不违反国家有关法律法规，即使出现严重并发症甚至病人死亡等意外情况，也不需要承担责任，但是一旦违法，负责人将被严厉处罚，甚至追究刑事责任。教授反复强调，维生素 B_6 是灵丹妙药，有抗休克、抗炎、抗毒、抗水肿等多重功能，超剂量没有危害，曾救活很多病人，包括许多重大事故中的化学品中毒者。

值此病人生命存亡之际，我决定冒险一试。加入了 50 支维生素 B_6（5g）和 2 支维生素 C（2g）的 250ml 葡萄糖水被火速送到了，手术室内悄无声息，时间像兰州拉面一样被拉得越来越长，数十双眼睛盯着输液管，洁白的液体滴答滴答，流进病人体内的仿佛不是药而是众人的心。半小时后，病人肝脏和周围的水肿有所消退，腹腔出血也有所减少。一小时后，出血更少了，在教授的鼓励下，我们关上了腹腔，结束了手术。术后病人顺利康复出院了。一周后，心胸外科一心脏手术后病人也出现渗血不止现象，

维生素 B_6 又一次发挥了神奇的作用。当然，这两个病人都使用了大量其他药物，是否一定是维生素 B_6 起主要作用还有待进一步研究考证。

庄子曰：生也有涯，而知也无涯。今天写上这段并不光彩的经历是想表达两个愿望：

一、艺无止境，医亦无止境，我们对医学了解还很肤浅，希望广大医生们千万别以专家自居，刚愎自用、固步自封，要以宽广的胸怀去接纳新知识、新思维、新方法。千万别像京城 X 物理学院士，自称不懂医却叫嚣取缔中医，令人贻笑大方。此所谓兼听则明，偏信则暗！

二、希望广大病友认识到目前医疗技术的局限性，对医生多一点理解、多一点宽容，千万别像去商场购物一样要求"实行三包、无效退款"。

达·芬奇之痛

2010.7.18

1980 年高考作文题为"达·芬奇画蛋",这让我这个懵懂小男孩从此知道了有个伟大的画家叫达·芬奇,他奉献上蒙娜丽莎的微笑迷倒了全人类。

进入二十一世纪,达·芬奇再次震撼我。这达·芬奇非彼达·芬奇,而是一台手术机器人,名叫"达·芬奇(Da Vinci)",2000 年 6 月,Da Vinci 外科手术系统成为了 FDA 批准的第一个用于腹腔镜手术的自动机械系统,它身高一米八,有"三头四臂",它的"手"能够旋转 360 度,延伸了人手的长度,增加了人手的灵活性。它的"眼睛"三维成像视频影像平台将手术视野放大、成像,可将手术视野放大 20 倍,使人的眼睛看到微观层次。

据说,达·芬奇的横空出世,给传统外科带来革命,它将拓展和解决外科技术的平台与难点,使外科技术向更高难度更复杂手术推解进,将给人类外科史带来不可估量的变革。

国人引进不需精神配套的洋货历来神速，二炮总医院2009 年初引进了一台，开展了国内首例机器人手术，全国各地争先恐后，迄今，短短的一年多时间，这 2000 多万元的机器人全国已有九台，大有赶超美国之势，可喜可贺？

凡新技术，运用之中总有一些曲折的过程，总要交一些学费。一个多月前有一胰腺肿瘤病患，在上海 XX 医院用达·芬奇进行了胰十二指肠切除术，手术很顺利，不过术后有胰漏的并发症出现，虽然，用传统方法手术同样也会出现胰漏，但是对新开展的达·芬奇手术总是一个不小的打击，对手术医生的心理也是一次考验。由于腹膜炎加重，日前我们重新为病人进行一次彻底的大手术，病人目前尚未脱离危险，但愿她早日康复！

但愿这达·芬奇之痛只是一次小小的阵痛，能很快烟消云散！

达·芬奇之死

2010.7.23

前几天写达·芬奇之痛时，希望这达·芬奇之痛只是一次小小的阵痛，能很快烟消云散！这几天一等再等，等待这疼痛的消失。不过，这疼痛似乎很顽固，竟然愈演愈烈！

上周六，我组织全市普外科医师召开了《2010常州市普通外科年会》，会议的宗旨是规范和提高常州市腹腔镜外科技术。会议还邀请了国内和省内的名家来探讨腹腔镜技术未来的发展方向。

会议进行得很顺利，但我心中的达·芬奇之痛阵阵发作，临近傍晚，我决定把会议转个方向，趁机来探讨一下达·芬奇手术机器人。在我的引导下，多位专家都详细阐述自己的观点。"我最担心的是，手术进行到一半，万一机器人突然罢工了怎么办？"一位同事说了自己的担忧。综合各家之长，我思考数天，得出耸人听闻的结论。

"达·芬奇"已经死了！

"达·芬奇"并不是真正智能机器人，只不过它的"手"更灵活，"眼睛"更敏锐，能够帮助外科医师更好地完成手术，并没有真正拓展和解决外科技术的平台与难点，也就是说对外科手术而言，只是改良，而非革命。但是，2000多万元的身价决定了它只能曲高和寡、孤芳自赏！毕竟我国目前还没有完全摆脱贫穷落后的不发达状态，经济基础还较薄弱，医疗的投入还很不足，同当今世界范围内发达国家相比，还存在着很大差距。据说某领导视察上海，认为上海的医疗条件落后于北京。为了拉近与北京的距离，上海市一下子投入10亿人民币，规定起点要高，外科设备要千万元以上才够条件去添置，所以达·芬奇机器人一买就是四台！但是，全国能有几个城市像上海一样？听说其中的重要部件只能重复使用十次，十次后必须重新购置。再说，如按正常收费，一个小小的胆囊切除术就需十万元之巨！几个病人能承受得起？所以现在国内开展的达·芬奇手术基本都免费，纯粹是花钱买吆喝！如果短时间内，"达·芬奇"不能大幅度降价和普及，它就没有市场。没有市场，它只有死路一条了！

其实，"达·芬奇"并非是第一台死亡的手术机器人，记得 2004 年，深圳人民医院斥资 800 万人民币，购买一台"全国首例"的手术机器人，名叫"宙斯 (Zeus)"，进行了心脏冠状动脉搭桥术，引起全国一片叫好。一阵热闹过后，"宙斯"很快死了！当今，产品更新换代的速度实在太快，从技术角度来说"达·芬奇"之死亡合情合理。

不知道下一个粉墨登场的该是谁？"普罗米修斯"？"阿波罗"？"雅典娜"？或许它的名字叫"铁臂阿童木"。在中国大力购进"达·芬奇"之际，日本政府却禁止其进口。不是日本人不会与时俱进，而是日本人正在自行研制日本自己的手术机器人！

庄子说：方生方死，方死方生。没有死，那有生？我相信，"达·芬奇"们终有新生的那一天！到时候，我可不管它是美国的、欧洲的、还是日本的，只管"拿来"！尽管我更希望使用"悟空"或"哪吒"，不过估计我在有生之年是等不到那一天了。

在我眼里，外科手术不仅是一门技术，也是一门艺

肝胆外科行医手记

术，一门哲学。无论机器人发展到何种境地，其构造多么精良，技术多么精湛，智能多么发达，它只是一台掌握了精巧技术的机器而已，永远达不到艺术的境界。而我们的人体是一个远比机器更为复杂、更为精密的生命体，只有真正的医者才能体察其中的奥秘。

CT MRI 并非是万能的

2010.8.4

科技的发展为医学的发展插上了腾飞的翅膀，如显微镜、心电图、X线……我上大学时医院还普遍使用A超，B超在当时算得上是高档设备。随着B超的平民化、普及化，大量疾病纷纷在B超下原形毕露，如以前经常误诊的胆结石已成为最容易确诊的常见病。

科技发展日新月异，医疗设备日益精良，随着高分辨的CT，高磁场的MRI的出现，犹如孙悟空在太上老君炼丹炉里练就的火眼金睛，对人体内几毫米的病灶也能分辩清晰，再后来PET——CT的问世，让癌症的早期发现成为可能，无疑为广大患者带来了福音。

久而久之，广大病人产生了错误的习惯，往往宁愿信机器不信医生，总认为先进仪器能明察秋毫。有时一旦医生判断与CT或MRI报告不同，就会无端地指责医生诊断失误水平不高。

然而再先进的仪器设备也有局限性，甚至包括许多年轻的医生，都患了"高档仪器依赖症"，殊不知，对一些疑难杂症还需要临床医师根据症状、体征等来综合判断。

最近我们就遇到了这样一个病人，因黄疸逐渐加重加深住院，彩超、CT、MRI 等影像一致诊断为胰头癌。术前讨论时，我们临床医师感到胰头癌的诊断依据尚不足，还不能完全排除慢性胰腺炎。

站在手术台上的我们很是矛盾，如果患者确实是胰头癌，必须做胰十二指肠切除术，这无疑是一个大手术，假如患者仅是慢性胰腺炎导致的梗阻性黄疸，则手术相对简单些。术中，我们看到患者的整个胰腺弥漫性肿胀、质硬、胰头肿大，但并不是孤立性肿大，胰体尾也肿大，更像是慢性胰腺炎。我们取了一些组织进行活检。快速冰冻病理检查提示："胰头、胰颈慢性胰腺炎。淋巴结示反应性增生。"此结果与我们的猜测不谋而合。于是，我们为病人做了一个胆管空肠内引流术。

后来最终的术后病理报告提示："胰腺组织，腺泡萎缩，间质纤维组织增生，慢性炎性细胞散在及灶性浸润，考虑慢性胰腺炎；淋巴结示反应性增生。"亲属们得到此消息后，欣喜万分，如同身上搬走了一块巨大的石头，一下子轻松了许多。

记得中国现代外科学鼻祖裘法祖教授曾说过，判断医生是好是坏很简单。光看报告不看片子的是坏医生；只看片子不看报告的是一般医生；先看片子再看报告的是好医生。

现在的医疗设备越来越精良，但是殊不知，CT、MRI并非是万能的，再多的设备已不可能全部反映病人千变万化的病情。如同警察破案，指纹、DNA检测等高科技手段好比CT、MRI等仪器检查，固然重要；但对犯案周围群众的走访排查就像医生询问病史，也不可或缺；对作案现场的勘查就像医生体格检查，同样重要。三者相辅相成，才能克敌制胜。

所以，一个良好的医生不应过度依赖仪器的检测，应全面提升自己的综合判断能力。同时也呼吁广大百姓切记CT、MRI不是万能的。

南桔北枳——保胆取石

2010.11.28

多日不"博"（写博客）也，表面的理由是忙，真实的情形是无话可说，不如不说。

今阳光高照，一如春日。老天也作怪，爱跟气象专家开玩笑，前两年专家们信誓旦旦，全球气候变暖，"暖冬"里却老是暴雪纷飞，冻死无辜的牛羊无数，造就大批抗灾救灾英模。专家们今年学乖了，提前通告大众今年将是"千年一遇的寒冬"，然而这深冬时令的太阳隔着窗户却把我晒的昏昏沉沉。

昏昏沉沉时不宜干正事，便胡乱抓本书随意翻，内容有关民国，那军阀浑战、尔虞我诈，作者却把这一团乱麻理得一清二楚！其政治水平、军事才能似乎远高于蒋李冯阎。

后来一想，其实这也不算什么稀罕，后来人看前面总要清楚多。我们往往忙着乱哄哄往前冲，却很少回头看看自己走的路，结果走了许多在后人看来可笑的路。虽然回头看了也不会少走多少弯路，但看总比不看要好一点！

于是我回想了一下这没时间写博的一个月来都干了些啥？结果发现绝大部分毫无意义！唯一有点意义是开了一个继续教育学习班，除了作技术方面的教学外，还就外科理念做了一点探讨，二百年来，外科理念发生了三次大的飞跃，目前的飞跃可能大到超出人们想象的范畴，我们必须要有足够开放的心态才能接纳！

远的不说，就说 1987 年，世界上第一例腹腔镜胆囊切除问世，却被绝大多数外科医生嘲笑！然而，短短二十年，腹腔技术已成为外科许多手术的金标准！

一百年前，外科医生施行了第一例胆囊结石手术，因为技术上无法切除胆囊，所以只能做保留胆囊的切开取石术。后来技术进步了，胆囊切除术成为治疗胆囊结石的金标准。近年来，有一部分学者又提出保胆取石术，我是坚决的反对者。因为在十五年前，我们在老师黄伯华主任的带领下曾经做过保胆取石手术的研究，先后共做 51 例，但结果有几乎一半人复发，我们不得不终止了研究。随后，我就成了胆囊切除术的铁杆拥护人，我在无数个场合发表过激情洋溢的讲话，引用"南桔北枳"的故事，主张对土壤变坏的胆囊一切了之!

今日反思,突然顿悟,我们为何不能先保胆取石,然后再来改良胆囊的土壤环境呢?看来我们前期保胆之路只走了很小的一步,轻言无路可走未免草率,后面尚大有可探!

观头发有感人体"规范化"的弊端

2011.7.7

前日晚餐友人小聚,议及高血压、高血糖等时髦话题。甲君云:我下压95,高血压。乙君曰:我血糖6.5,高血糖!丙说……希望我指点一二。

我抬头环顾,一桌十人,七男三女,年龄大约在而立至花甲之间,均"红光满面、神采奕奕",然而十人头发却迥然不同,有的乌发如丝、有的花白相间,有的短发如戟、有的长发飘飘、有的稀稀疏疏、有的黑云压城……正可谓"十人十发"。

从自然的角度来说,我相信以上每一种头发都是正常的。然而,如果我们以头发的硬度、长度、密度等"科学数据"指标,人为地制定一个标准发型,那么某几个人就一定会成为可悲的"异常"者!

人的高矮胖瘦,千差万别,正如我所见的"十人十发"一样,各有千秋,既卓然独立又和谐统一。

现代医学还很年轻幼稚，是否有能力比较准确性地把人体数字化、规范化？用现有的"科学"数据来量化我们复杂的生命，并严格遵守"规范化"来治疗疾病有无弊病？希望我们医生朋友们三思！

人体内神秘的器官——胰腺

2011.7.12

众所周知，我们赖以生存的地球是一个有生命的机体，如同放大了的人体一般。大地、植物如同人体之肌肤，雄奇幽险的峡谷、层峦叠嶂的崇山如同人体的骨骼，而纵横交错、四通八达的河流就是人体的血脉。人体内奇特的自然现象也应验了古人所言：天人合一。

如同地球上有许多人迹罕至的神秘之地一般，我们的人体内也有许多难以想象的隐秘所在。如沟回纵横的大脑、七窍玲珑的心脏、枝繁叶茂的肝脏、深藏不露的胰腺……在这其中，最为神秘莫测的莫过于小小的胰腺了。

它，横躺在腹腔最深处，四面八方被胃、十二指肠、结肠、脾脏等紧紧包裹，门静脉、肠系膜上静脉、肝总动脉、腹腔干等数十根大血管像河流一样，在胰腺前后左右交叉流淌，流径极为复杂！流入肝脏的动脉只有一根，流入胰腺的动脉有胰大动脉、胰背动脉、胰横动脉、胰十二指肠上动脉、胰十二指肠下动脉等十多根，给外科医生带来了严峻考验。

更为复杂的是胆总管和胰管，它们就像地下暗河穿行在胰腺实质中，从胚胎的第四周起，背胰和腹胰分别开始发育，然后，腹胰以十二指肠为轴心，旋转180℃，到背胰下方，并与背胰融为一体。背胰胰管、腹胰胰管和胆总管在胰头内部形成一个"三江口"，再流入肠腔。由于腹胰旋转这一特殊的生理过程在每人身上程度各不相同，胰管和胆管在胰腺内的分布就飘忽不定，在胰腺表面要确定其行程就像在地表确定地下河一样困难。

胰腺不仅结构神秘，而且它的功能也不太为常人所知，其实胰腺是非常重要的器官，它的外分泌腺，分泌胰液，是体内最主要的消化液；它的内分泌腺产生胰岛素、胰高血糖素等激素来维持人体血糖的稳定。根据中国糖尿病协会最新调查结论，中国的糖尿病发病率高达 9.7%，也就是说全国至少有一个亿人口胰腺生病了！

拨开舞者见钢管——胰腺与胆管

2015.9.24

我敢打赌，不少人是冲着标题打开这篇博文的，甚至有好事之徒窃喜：咦？新版本的优衣库试衣间"演出"？我不敢反对之，毕竟个人有权把那一抹红看作"红玫瑰"，也有权看作"蚊子血"嘛！鲁迅先生不是说："一部红楼梦，道学家看到了淫，经学家看到了易，才子佳人看到了缠绵，革命家看到了排满，流言家看到了宫闱秘事。"

我是一个医生，医生最没趣，经年累月的训练，规章制度、操作流程、临床指南……训得医生像制作肯德基的师傅一样，做事一板一眼、表情麻木不仁，在手术台上哼哼小曲还有可能，若要上演芭蕾、拉丁、瑜伽等那是万万不可能！

然而在我这个医生的眼中，手术台上的确不断上演着融汇芭蕾、拉丁、瑜伽、杂技等于一体的钢管舞！

这几天高温酷暑，躲猫猫是最佳选择。上周日上午，我躲在书房冥思苦想，三十年来从医的困惑——从眼前飘过，其中一个场景是近几个月最困惑我的——有关于胆管与胰腺的解剖关系，特别强烈在我的眼前反复呈现，突然，一道闪电从天而降，透过迷雾，我顿时看清了"庐山面目"。

现代的医学常识认为胆管像棵树，树冠就是肝脏，枝繁叶茂；树干就是肝外胆管，笔直粗壮；树根就是末端胆管，像杆枪一样扎进胰腺中，末端胆管与胰腺的关系，就像树根与泥土的关系，密不可分。所以，凡是涉及末端胆管或其附近胰腺的病灶，要切除时必须整块切除，就像挖树时必须挖一个大泥球。结果是，为了切除胰头局部的一个小肿块，往往要切除十二指肠、胆总管末端以及空肠等一大堆器官，标准的"城门失火殃及池鱼"，增加了对身体的损害不说，还大大增加了手术的风险。

然而末端胆管与胰腺的关系真的像树与泥土的关系吗？

让我们先从胚胎发育角度来看看。人体胚胎第四周，在中肠这个树根上分别长出一根树枝（胆管）和两片树叶，左边一片叫背胰，右边一片叫腹胰。奇怪的是，这个时候内脏发生逆时针旋转！三星期后，左边树叶基本不动，右边树叶却旋转了180°，到达了左边树叶的后方，本来分列树枝两边的两片树叶紧贴在一起，把树枝的末端夹住包裹。也即，腹胰和背胰本来分列胆管左右，现在腹胰转到了背胰的后方，并将胆管末端包裹。胚胎第七周以后，胆管和胰腺之间进一步发生何种演变目前尚缺乏有效资料，据推测，两者之间进一步融为一体变成了树与泥土的关系。不管你信不信，反正我信了！因为教科书上是这么写的，老师也是这么教的！

但是，两片树叶重叠在一起真的能长在一起吗？背胰、腹胰真的融合得与胆管密不可分了吗？会不会背胰、腹胰、胆管三者之间虽然紧密相邻却又相互独立呢？就像双人钢管舞，胆管是钢管，腹胰和背胰是两个舞者，钢管的坚硬体现了舞者的柔美，钢管的不动衬托了舞者的灵动，但不管如何鸾飞凤舞、缠绵悱恻，钢管与舞者永远有着不同的本质，只要仔细分辨，钢管与舞者一定是可以区分开的。

根据以上原理，我们推测，只要仔细解剖，胆管必定是能从胰腺中分离出来的。事实上，在今年5月份和7月份的两台手术中，我们也证实了这点。5月份，我们施行一例腹胰切除术，发现背胰与腹胰虽然相依相偎，却均有各自完整的包膜。7月份的病例，我们进一步发现，背胰和腹胰之间有一个不到 1mm 的疏松间隙，由大量的细小血管占据，胆管末端行走于其中，我们为其施行了保留腹胰的背胰近端切除术。这两例手术证明背胰、腹胰、胆管末端三者之间虽紧密相连，但绝非亲密无间，就像钢管与舞者，表面上融合贯通实质上却貌合神离。无独有偶，根据检索，我们发现到 2014 年为止国外分别有 4 例腹胰切除术和 4 例保留腹胰的背胰近端切除术的报道，说明国外也有学者发现了背胰、腹胰和胆管末端之间可能存在着解剖间隙。

钢管舞者围绕钢管翻飞腾跃变幻出万千姿态，就胚胎发育而言，腹胰背胰两个胰腺围绕胆管也是舞之蹈之，产生出姿态万千，临床表现为分裂胰腺、环绕胰腺、异位胰腺等等不一而足情色扰了观众心，乱花迷了医生眼，舞动的胰腺迷惑了手术者，平添风险无限。然而，如果高明的医生一旦洞悉了舞者与钢管的关系，眼前纵有眼花缭乱的动作、千奇百怪的姿态、销魂蚀骨的魅影，也必能从中"分个清清楚楚，明明白白"，从而拨开舞者见钢管！

"黑夜给了我黑色的眼睛，我却用它寻找光明"，胰腺外科医生应该有双黑色的眼睛，在胰腺的黑夜里寻找胆管的光明！

人体与细菌

2016.2.18

只要你打开电视机，就有铺天盖地的杀菌广告扑面而来，杀菌洗手液、杀菌牙膏、杀菌冰箱、杀菌空调……似乎细菌是妖怪，是魔鬼，必须杀之而后快。

其实在自然界，绝大多数细菌是有益的。举例说明，寄生于豆科植物的根瘤菌，是个"空手道"高手，凭空抓取空中的氮原子，世上才有了黄豆、赤豆、绿豆、青豆……磷细菌、硅酸盐细菌分解土壤中磷元素、钾元素；细菌还扮演着上帝的角色，把动物尸体、植物死体分解成水、二氧化碳、无机盐等，去完成"ashes to ashes and dust to dust"（尘归尘土归土）的伟大工程。细菌在自然界的作用不胜枚举……

在人体的体表和体腔内，也寄生着大量细菌，是我们自身细胞数量的 10 倍。从数量的角度，与其说细菌寄生于人体上，不如说人体寄生于细菌中。其实一个健康人是一个细菌与细胞平衡的生态系统，细菌在维持人体的健康方面起着重要的作用。如肠道内的双歧杆菌、乳酸杆菌、普氏菌等合成维生素 B1、B2、B6、B12，维生素 K，烟酸、天冬门氨酸、苯丙氨酸、缬氨酸、苏氨酸……参与糖和蛋白质代谢，促进铁、镁、锌等矿物质吸收。有人喝水也发胖，也有人顿顿大鱼大肉依然摇摆着杨柳小蛮腰，就是与肚子里的细菌合成能力有关。若下次再有美眉在吹嘘："没办法，我爹妈给的基因好，天生吃不胖"，你可以大声回击："不光是你爹妈的基因好，还有是你肚子里细菌的基因好！"

在人体肠道中大概有 100 兆个细菌，有 500~1000 个不同种类，这个庞大的细菌军团大致可分为三个大类：有益菌、有害菌、中性菌。身体强壮的人有益菌可达 70%，癌症病人往往只有 10%。在各种条件下，有益菌减少，有害菌增多，体内平衡被打破，人就会患各种疾病，如自身免疫性疾病、代谢病、腹泻……比如难辩梭杆芽孢杆菌感染（RCDI）的死亡率几乎达 100%，抗生素等常用疗法往往无效，现代最先进的治疗方法是采集小姑娘的大便，经处理后灌入病人体内，使有益菌数量上升，重建平衡，治愈率可达 90%。解放军普通外科主任委员李教授近年痴迷于大粪，通过粪菌移植治好了许多危重病人，已将粪菌胶囊化，现在到处讲座会诊推广"吃粪疗法"。晋代葛洪的《肘后备急方》为屠呦呦提供了启迪，斩获了诺贝尔医学奖。无独有偶，同样的《肘后备急方》，其中云"绞粪汁，饮数合至一二升，谓之黄龙汤，陈久者佳"，或许这千年"黄龙汤"会再放光芒，培养出中国未来的"粪院士"。

2012年国外医学杂志上有这样一段话：

We are not just on "friendly" terms with our gut bacteria—the relationship is infinitely more intimate than that—we are married to them. （我们与肠道细菌之间并非朋友关系而是更亲近—我们已经"嫁给"它们。）

也就是说人体与细菌的关系不是朋友关系而是夫妻关系。

所以我们要善待细菌，切勿一杀了之。洁癖者尤须慎记！

被舆论扼杀的"免疫治疗"

2016.5.4

今天是"五四"青年节，这个青年节不太平。前几天，一个21岁青年的病逝让"免疫治疗无用论"甚嚣尘上。报纸、电视、广播、网络上炮声隆隆，"百度""莆田系""武警医院"成为操守尽失、道德沦丧的黑心代表。"肿瘤免疫治疗"成了过街老鼠，人人喊打。连一向以稳重著称的国家卫计委也紧急召开全国电视电话会议，布置应对措施。这是个舆论为王的时代，然而谁掌握了"舆论"，谁就掌握了正义吗？免疫治疗真的一无是处吗？让我们一起来回忆几个镜头。

2015年8月20日，91岁的美国前总统吉米·卡特宣布身患晚期黑色素瘤，肝转移、脑转移，脑内有4个2mm大小的肿瘤，可能不久于人世。或许我们马上会想起《非诚勿扰2》中的李香山，足背长出黑色素瘤后千金买醉，心灰意冷，自沉南海的沉重场面。然而4个月后的12月6日，卡特总统精神奕奕的发表声明：经过治疗，黑色素瘤被"打败了"。是哪位"武林高手"使用哪种"六脉神剑"治好了老卡特呢？其实，美国医生大部分招数和中国医生是一样的，先手术切除了肝脏的转移灶，再对脑子进行放射治疗，然后美国医生使用全新研发的免疫抑制剂"Keytruda"来进一步治疗。四个月后，肿瘤消失了，奇迹发生了。

肿瘤是人类生命的第一杀手，综合运用"手术""化疗""放疗""免疫治疗"等招数，是目前最先进的方法。肿瘤免疫治疗从上世纪80年代起步，三十年来经历了四个时代：第一代"LAK"治疗、第二代"CIK"治疗、第三代"DC-CIK"治疗、第四代"CAR-T"治疗，疗效一代比一代好，希望一代比一代大。那么，什么是肿瘤免疫治疗呢？让我们抛开复杂的分子病理机制不说，打个不太贴切的比喻吧。肿瘤细胞就是"恐怖分子"，人体中的 T 细胞就是"警察"，警察的职责就是消灭恐怖分子。但有时候恐怖分子太狡猾，通过伪装、化妆等手段逃避追捕。为此，各级机构对警察进行专业培训，以提高其识别能力，可以认出乔装后的恐怖分子，这就是前三种免疫治疗。如果不仅培训警察，还给警察提供特种装备，进一步提高其识别力和打击力，这就是第四种"CAR-T"治疗，卡特总统用的就是这种。目前国际上各种肿瘤免疫治疗的研究甚多，同时在临床应用上也取得了一定成绩。比如，2015年11月英国伦敦的医生用基因剪刀修剪一岁女孩Layla的T细胞，人工嵌入一段DNA，成为一种名叫"UCART19"新的免疫细胞。输注1ml的UCART19后几周，小Layla的白血病就奇迹般得治愈了。免疫治疗在临床发挥作用的例子还有很多，当然肿瘤治疗在当前仍是难题，对实体瘤的免疫治疗效果还不理想。免疫治疗也只是其中一种手段，有待完善、有待提高。

2015年1月，美国总统奥巴马发表国情咨文，提出了精准医疗计划（Precision Medicine Initiative），肿瘤免疫治疗是其中的重要组成部分。2016年，美国政府就投入2.15亿美元支持这项计划。中国的免疫治疗研究也紧跟潮流，风起云涌。然而，一个青年，一个武警二院，一个晚期肿瘤，一次无效治疗，却大有全盘否定中国肿瘤免疫治疗之势。呜呼！在这不思考只跟风，不研读只点赞的年代，切忌不懂装懂、人云亦云！同胞们，泼脏水时切勿把孩子一起泼掉！

别裁循证医学

2016.5.20

传统医学已有几千年的历史，现在饱受诟病，认为只是以经验为主，缺乏实证，不够科学。现代医学强调循证医学（Evidence-based medicine），意为"遵循证据的医学"，强调任何医疗决策应建立在最佳科学研究证据基础上。

循证医学要求临床证据主要来自大样本的随机对照临床试验（randomized controlled trial，RCT）和系统性评价（systematic review）或荟萃分析（meta-analysis）。循证医学将证据分为五级：

A级：按照特定病种的特定疗法收集所有质量可靠的随机对照试验后所作的系统评价或Meta分析。可靠性最高。

B级：单个的样本量足够的随机对照试验结果。可靠性较高，建议采用。

C级：设有对照组但未用随机方法分组的研究。有一定可靠性，可以采用。

D级：无对照的系列病例观察。可靠性较差，可供参考。

E级：专家意见。可靠性最差，仅供参考。

在此思想指导下，医学界根据证据级别制定出众多疾病的诊治"指南"，要求各级各类医师"按图索骥"规范行医。从理论上来讲，循证医学的理念是合理的，方法是可行的。

但是，事实上想要在临床实践中寻找"最佳证据"是极其困难的。首先，医学是一门幼稚的发展中的科学，如果把已知的医学知识比作地球，那么未知的医学知识就是浩瀚的宇宙，有谁有能力用地球上的证据去一一证实宇宙呢？其次，人是个体差异极大的生物体，人类的普遍性与特殊性之间有巨大空间，以酒量为例，有人一两就醉，有人千杯不倒，周总理与毛主席的酒量就判若云泥。同样道理，人对药品的耐受性也应该是天差地别？再次，从方法论的角度，最佳证据在获取过程中会受到许多因素的干扰，可能存在人为因素和获取方法的缺陷。RCT研究从方案设计、人群选择、抽样误差、可行性判断、统计分析等都可能影响结果的真实性，历史上就曾经因为科学家误差出现过"菠菜补铁"乌龙事件。所以，认为通过 RCT 和 SR 所获证据就是绝对最佳证据这种做法是不够严肃的。

让我们再举个例子来讨论之。高血压是现在公认的严重影响人类生命的慢性病，全世界投入了巨大财力物力精力来研究高血压，美国高血压全国联合会（JNC）的JNC指南被公认为最权威的"标准"，在全球广泛采用。从1977年出台JNC1高血压指南至今，近四十年中，JNC不断修订指南，到2014年出台了最新JNC8，根据该指南标准来计数，目前全球共15亿的高血压病人，该指南非常简单明确地规定，降压靶目标值：60岁以下成人＜140/90mmhg，60岁以上成人＜150/90mmhg。那么，试想一下，不管男女，不管高矮，不管胖瘦，不管种族，不管工种，不管寒暑，姚明和韩红，默克尔和郭敬明，爱斯基摩人和乌干达人，阿富汗人和瑞典人，按JNC8指南，都用一个标准来衡量，这个方法科学吗？

禅宗参禅有三重境界：参禅之初，看山是山，看水是水；禅有悟时，看山不是山，看水不是水；禅中彻悟，看山仍然是山，看水仍然是水。我们医生行医也应该有类似的三重境界"循证是证，看指南是指南；循证不是证，看指南不是指南；循证仍是证，看指南仍是指南"。医生需知：不掌握指南的医生不是好医生，唯指南马首是瞻的医生也不是好医生。

浅议高血压（一）

2016.6.6

前几天别裁循证医学，定义"唯指南马首是瞻的医生也不是好医生"让众多同道心有戚戚。今天再来胡说一下高血压，估计会引发奋斗在高血压一线的同道们众怒，也可能会让一直与高血压艰苦斗争的病友们迷惑不解，然而良药苦口，忠言逆耳，我且姑妄言之，请诸君姑妄听之。

人体的循环系统是一个完整又相对密闭的管道系统。心脏搏动，将血液泵入大动脉，大动脉流向全身逐步形成分支小动脉、细小动脉，再扩展为毛细血管网，后者再汇集成细小静脉，小静脉、大静脉。大静脉将血液输送至肺，静脉血在肺里完成氧气交换后再变成动脉血流入心脏，这就是医学上所说的血液循环。血压：简单地说，就是血管内流动的血液对单位面积血管壁的侧压力，血液能否到达全身各个部位取决于血压的大小。

人体血液会优先供应脑、心、肺等重要器官，尤其是大脑，众所周知，大脑总量只占人体总重量的 2%，但血流量占心脏输出血量的 15%，一天内流经脑的血液多达 2 吨。人是直立动物，大脑处在最高点，水往低处流，血液也是"水"，为了让血液"逆向运动"到达大脑，人体有一整套复杂的机制。体内有许多监测点，时时刻刻监测着进入大脑的血压够不够，如果发现血压低了，立刻报告大脑，大脑立即下达各种命令给各个调节点，从而出现一系列心血管活动的变化来提高血压，保证有充足的血供。其中，最为著名的就是"肾素——血管紧张素系统和血管加压素"系统，血压下降了，大脑命令分泌的肾上腺激素、血管加压素等激素，让血管网收缩、心率加快，就能使血压能升高，严重时甚至可以命令肾血管关闭，让肾脏停止排尿以增加血管内血液总量。如果血压过高，则有相反的调节机制。当然，在实际人体中，血压调节的过程要比这个还要复杂得多。总之，人体血压的平衡是一套复杂的"自平衡系统"，有着完整的监测、调节、修复平衡能力。

打个比方，如果人体是个相对自给自足的大楼，那么，心脏就是大楼的锅炉，锅炉通过红色管道（动脉）将热水（动脉血）供应到大楼的各个角落（全身所有的部位），使用过的绝大部分热水（静脉血），再次回到大楼的供热中心（心脏），一小部分使用过的废水（主要是尿液）则由肾脏排出。管道的压力就是血压，主要由锅炉的送水量以及泵的转速、管道是否通畅决定。整栋大楼里最重要的房间是司令部（大脑）所在地，而它同时也是发号命令的最高指挥部，刚巧处在大楼顶层，其他依次是 VIP 套房（心、肺）等，他们在任何情况下都必须要保持最优先级的热水供应。

在正常情况下，可以绝对保证每个房间有热水供应。但是，如果大楼扩建（体重增加）或者年久失修管道老化堵塞，为了确保顶层有充足的热水供应，就需要加大供水压力。常用方法无外乎关闭部分普通客房的阀门（收缩毛细血管或者外周血管）、加大锅炉的供应量（心脏的排出量）、提高锅炉的功率（使心跳加快）、甚至不向外排出废水（不排尿）等……我们可以这么说：管道压力的升高在许多情况下是正常现象。

在循证医学横行天下的当今，按美国 JNC8 指南标准，全世界有 1/3 的成人被判定为"高血压病"人，需要降低收缩压至 140MMHG 以下。目前，通用的降压药有以下五大类：1、血管紧张素转换酶抑制剂（ACEI）；2、血管紧张素受体拮抗剂（ARB）；3、钙通道阻滞剂（CCB）；4、β 受体阻滞剂；5、利尿剂。前三类药的作用机制均是让大脑发出的要求外周血管收缩的指令失效，即让"中央"对"地方"的指挥失灵。第四种药物主要作用是减慢心率，降低心肌收缩力，直接让"锅炉"减少功率，降压时起到"釜底抽薪"的作用。而利尿剂的作用顾名思义就是直接排出小便，尿多了，血管内的血液少了，相当于直接排出管道系统内的水量，水压当然降低了。

现在，让我们来模拟一下 ACEI、ARB、CCB 等药物降压的情景吧！当某种原因导致人体脑供血不足，大脑为了满足血液供应，发出指令，用收缩血管的方法使血压升高。有些草率的医生一发现血压升高，不分青红皂白，直接判定某人为高血压病人，让病人服用 ARB 等药物，抵消人体自身收缩血管的效果，外周血管扩张，血压下降了，大脑的血液供应又不够了，体内的警报系统立即报警："狼来了，血压低了！"于是，司令部命令加大血管紧张素的产量，拮抗血管紧张的药物剂量不足，外周血管又收缩了，血压又上升了。于是医生又加大了 ARB 的用量，拮抗作用增大，血压又降低了。大脑命令再加大血管紧张素的产量，医生再加大 ARB 剂量，或者更换作用更强的药物。在单药无效的情况下，使用两种甚至三种以上联合用药，循环往复，直至"司令部"对"狼来了"的警报不再敏感，对"地方"（外周血管）也不再干预，血压的"自平衡系统"彻底被摧毁。人体自我调节血压的权力被剥夺，完全交由药物来操控，医生"欣慰"地长叹一声说，病人的血压终于被控制了！

利尿剂通过直接减少管道内总水量而快速地降低管道压力（血压），这种做法和维持大楼顶层有足够供水的原则背道而驰，紧急情况下作为权宜之计不妨一试，作为并发症的处理手段也无可厚非，但是，在平时状态下作为"慢病"治疗的长期措施实属荒唐！

精准医疗的宗旨是针对每个人的特点，提供医疗服务，就目前对于全球指南所定义的 15 亿所谓"高血压病"人而言，不管男女，不管高矮，不管胖瘦，不管种族，不管工种，不管寒暑，姚明和韩红，默克尔和郭敬明，杨振宁和翁帆，都按 JNC8 指南，均用一个标准来衡量，这个方法科学吗？所以，甄别哪些是因为慢性肾病、肾动脉狭窄、肾上腺肿瘤等疾病因素引起的继发性高血压至关重要，那些因为私搭乱建使"锅炉"供热面积扩大而不得不增加压力者，还有因为年久失修管道老化不畅而不得不增加压力者，当另案处理，切不可盲目阻断监测反馈调节系统，通过粉饰太平达到自欺欺人的降压目的，更不宜强行使用排水减功率这类的极端手段来达到降压的目的。

高血压专科医生高明与否不在于能否娴熟地使用多种药物来降低血压稳定血压，而在于能区别对待哪些是"正常"的高血压，哪些是高血压病。拆除"违章建筑"和"疏通管道"可能比用药更重要！

浅议高血压（二）

2017.12.8

近来，全球医学界传播者一条雷人的消息：11 月 13 日，美国心脏协会（AHA）重新定义高血压标准为 ≥ 130/80mmHg，迅雷不及掩耳之间，3000 万美国人成为高血压。按新标准，美国成人中有 1.03 亿人为高血压。有人笑谈："一觉醒来发现自己变成了高血压患者"。

这不禁令人联想起医学史上的一桩桩离奇的故事。主张通过洗手来防止产褥热的现代医院流行病学之父塞麦尔维斯，被"正常人"投进了"疯人院"并惨死其中；早年的 X 光先驱因没有意识到这种电离辐射对人体组织有致命的预后伤害而接连不断地成为"X 光烈士"。医学的进步总是以千百万人"试错"为代价的。让我们再来回顾一下另一桩"镭人"的故事吧！

1902 年居里夫人发现了镭，由于其具有强烈的放射线，可以杀死细胞和细菌。这一伟大的发现，让居里夫人在

1903 年荣获诺贝尔奖。在她的指导下，人们第一次将放性同位素用于治疗癌症。自此，医生和大众相信镭具有各种"保健"作用，疯狂得添加进各种物品中，如含镭牙膏、保健镭水、含镭玩具、含镭巧克力、含镭面包等等。在廿世纪初的四十年间，镭成为人类争相哄抢的宝贝。关于镭是"通向健康的自然之路"，是"永恒的阳光"，能让人"长生不老、返老还童、包治百病"等言论甚嚣尘上。美国实业家 Eben Byers 每天喝一瓶昂贵的镭药水，四年后却患下颌骨癌在剧痛中死去；一批又一批蘸着口水制作含镭夜光表的年轻姑娘英年早逝，这才终于揭开了镭凶恶的面纱！

人类文明的猛然加速和沧桑巨变，起源于现代科学的诞生和发展。当物理、化学、生物各个领域捷报频传，新的技术和发明层出不穷，科学便日益渗透到了衣食住行的细微末节。显而易见，如果离开现代科学，今天的社会连一天也不能运转。但是在加速过程中，产生的种种观点、言论、标准、切点是否是唯一的、科学的、不可更改的，我们需要辩证地看待。

我国著名的心血管病专家胡大一教授说："在如何定义和诊断疾病这个医学核心问题上，没有绝对客观的答案。"高血压不是一个黑白分明的疾病，其标准是一个相对主观、可由人为决定的，仅依靠科学事实很难定义高血压。如果临床需要一个切点，那么切点的确是必须考虑科学事实的。高血压诊断标准修订过多次，切点不断下移，医学的进步实质上一直在有意无意地降低切点。比如2000年前后美国修订的标准，使得美国高血脂患者增加85%，骨质疏松患者增加85%，糖尿病患者增加14%。本次修订是14年以后的切点又一次大幅度下移，直接把美国成人的高血压比例由35%急升至46%。让一个国家一半左右的人成为病人的切点，是否具有充分科学依据我们尚且不论，从哲学的角度，病人一定是占正常人的少数。

今天我以一个中国大陆的外科医生的身份对美国AHA的高血压标准指手划脚，并不是想要冒充"大佬"，而是想起了艾青的一句话："为什么我的眼里常含泪水，因为我对这土地爱得深沉。"

浅议高血压（三）

2018.3.8

这几天，国内盛传一条振奋人心的信息，我国要修造一条"红旗河"：长达6100多公里，起从雅鲁藏布江，跨怒江，经澜沧江，过长江，穿黄河，越八百里秦川，沿河西走廊，入塔里木盆地，滋润塔克拉玛干沙漠。从此羌笛"无须"怨杨柳，春风"已度"玉门关。

人体与自然界也一样，也有高原，平原和盆地。血管就像人体内的河流，大脑就是人体的青藏高原。血管内缺血了，大脑就干旱（脑梗塞），严重了就荒漠化（脑梗死），血管破了，就沼泽化（脑溢血），最佳状态就是水不多也不少，风调雨顺，五谷丰登，安居乐业。然而"良田美池桑竹"的"世外桃源"毕竟只在书本中得见，为了谋求生存、打造适宜的生活环境，于是聪明自信的人类开始改造自然，创造出许多像灵渠、红旗渠、京杭大运河、都江堰这样的不朽工程，福泽古今。国外的改造工程亦不少，比如伊泰普大坝、胡佛大坝、阿斯旺水库等。前苏联在上世纪四十年代提出了"自然改造计划"，以卡拉库姆运河为代表的引水工程和水利设施纷纷在中亚大地上出现，将咸海的源头水流锡尔河与阿姆河的河水分流到周边的沙漠和荒地中，大力发展种植业。水利设施的建设滋养了作物，将不毛之地改造成棉粮生产基地。1980 年，苏联棉花年产量占到世界的 20%，其中 95% 产于锡尔河及阿姆河流域地区，约 40% 的稻谷，25% 的蔬菜、瓜果，32% 的葡萄也产于该地区。然而，咸海的源头之水被分走用于灌溉，咸海水域开始衰减。1960 年至 2010 年，短短 50 年间，咸海面积已经衰减了90% 以上，550 万岁的咸海即将寿终正寝。干涸的湖底沉积了大量的盐分，每当大风刮过就会形成可怕的"盐沙暴"。这些含有大量盐分的沙土随风飘散，沉积到周边的田地里，造成土地盐碱化、沙漠化，使该地区作物产量急剧下降，曾经美丽富饶的咸海几乎变成了荒漠。人类妄图改造自然，却终被自然反噬的例子比比皆是，"人定胜天"终究是一个梦想。

　　大脑和手足相对心脏而言，就是河流的末端，上臂相当于中游，保证人体全流域有充足的"水源"是生存基本的要求，保证大脑的血液供应更是"重中之重"。不幸的是，大脑偏偏处于"流域最末端"，而且因为人体直立行走的原因，使其还处于"高原上"，更加增加了血液输送的难度。随着年纪的增长，血管老化、斑块堵塞等导致血流不畅、流量下降、供给不足，人体的自我调节机制往往通过增大压力来弥补，这就是高血压的大致原理。然而，过高的血压容易让血液将血管壁撑破，过低的血压却让远端供血不足，这真是个两难的选择。防治脑溢血，好比修筑阿斯旺水坝，阻止了尼罗河泛滥，成功地化解了洪水对埃及的威胁。可是，几十年后人们发现，由于河水不再泛滥，也就不再有雨季的大量河水冲刷，尼罗河下游土壤开始盐碱化，肥力也丧失殆尽，甚至于多位学者主张将阿斯旺水坝炸了。美国人已经从一百年前的造坝改成现在的拆坝，截止到 2015 年，他们已经拆除了境内的 1300 多座大坝。对自然界河流"疏或堵"的两难选择是科学研究的热点，关注度极高，但是极具讽刺的是，与我们自身休戚相关的体内"河流"压力高低的两难选择却鲜有人涉及。目前，医学界一面倒的观点都是"降压降压再降压"，血压的标准一降再降。通过降低日常血压的确降低了脑溢血的发生率，但是一味地降低血管压力难道不会像降低自然界河流的水位一样而产生各种副作用吗？近四十年来，塔里木河引水分流工程日益增多，导致下游 400 多公里河道断流，罗布泊也完全干涸，这就是典型的例子。同理，进行降压治疗的人群中，脑梗、心梗、下肢缺血的比例是否有明显增加，有人关注吗？

人是动物，一直在运动中：躺，蹲，坐，站，走，跳，弯腰低头。直立时心脏到大脑的垂直高度约 40cm，平卧时为 0，弯腰低头时为负数。然而，没有科学家研究过人体在不同体位下颈内动脉和颅内动脉的压力到底是基本恒定的还是随体位起伏的，我个人推测应该是有起伏的，因为脉管中的血液是液体，尽管受血管壁等其他因素的影响，但是是液体就要遵循流体力学的基本原理。立位时大脑的血压应该比卧位时低约 40cm 水柱，"高枕无忧"或许就掺杂着高血压疾病防治的玄机。用静止状态上臂（中游）测得的血压来预判这动荡的颈内动脉和颅内动脉（末游）压力，不相当于刻舟求剑吗？防治水患最关键的是要防止天降暴雨时短时间水量对河堤的危害，防治脑溢血同样要研究瞬间高血流高血压对血管壁的破坏力。像目前这样依赖静态的定位的上臂血压去指导全球 10 亿多"高血压病人"吃药，或许相当于筑坝防洪，难免顾此失彼，有待进一步思考研究。

为医不识吴泰然　纵得金奖也枉然
——纪念吴阶平先生 100 周年诞辰

2017.1.22(吴阶平先生 100 周年诞辰)

三十余年前，未满十八岁的我怀揣着对医学的憧憬踏进医学院的殿堂，可还没摸到医学缘，就被《有机化学》《医用物理学》《医用英语》……等一大堆基础书砸晕了。紧接着，《解剖学》《生理学》《病理学》《病理生理学》等医学基础课程反复蹂躏着我，让我一直觉得当"医生"遥不可及。终于有一天，《外科学》《内科学》《妇产科学》《儿科学》等教材发了下来。捧着几十斤重的一摞书本，内心既兴奋又沉重。前面的《药理学》《免疫学》《诊学》等等已经够难受，这一下又是 500 万字"文山字海"，可怎么对付？就算一个字一个字读一遍都要天昏地暗，怎么背得下来？

当年我们使用的《外科学》是 1981 年卫生部组织人员编写的全国高等医药院校第二版（试用版）。上下册

140 万字，一年的苦读中，除了掌握书中深奥晦涩的关键知识外，我记得最牢的是每个章节结束时标注出的编写老师的大名。在我的心目中，他们是"天才""伟人""神仙"，是医学江湖上的"东邪西毒""南帝北丐""中神通"，而我只是"牛家村"保安队小队长杨铁心身边的三寸丁，刚刚开始练习站桩蹲马步，至于"降龙十八掌""一阳指"等绝学真不知猴年马月才能见识到！

1986 年，我正式成为一个外科医生，从补疝气、割阑尾开始，逐步掌握了不少高难度的手术（如肝癌切除术、胰腺癌根治性手术），也完成了几十例肝移植手术，2011 年还有幸摘得中华医学会设立的首个"金手指奖"。三十年来，书籍一直是我成长道路上的良师益友，在没有互联网的时代，我只有通过书本一一走访"医学江湖各大门派"，拜谒各位"掌门人"，学习各种"独门绝技"。期间，我使用最多的书有两本，2000 年前是《外科学》第四版，2000 年后是《黄家驷外科学》第六版。2000 年是我职业生涯的分水岭。那一年，我博士毕业。那一年，我终于觉得自己基本掌握了《外科学》的知识，所以，我把主要给医学生使用的《外科学》换成了给专科医生使用的《黄家驷外科学》。《黄家驷外科学》的领衔编著者就是大名鼎鼎的吴阶平先生，时任全国人大常委会副委员长、中国科协名誉主席、中国医学科学院名誉院长、中国协和医科大学名誉校长、中华医学会名誉会长、中国科学院院士、中国工程院院士……这本书共有四位主编、副主编——吴阶平、裘法祖、吴蔚然、吴孟超。后面三位都是搞普通外科专业的，正是我自己的专业，所以有幸与他们在专科会议、学术交流等场合有过或多或少的交往，偏偏是最崇拜的"武林盟主"吴阶平先生始终无缘相见，成为一大憾事！追星而不得，每次只能翻开书卷面对他的相片默默注视之、内心敬仰之、精神向往之。

书本上关于吴老的介绍对我触动最深的是第一句话：吴阶平，男，1917年出生，江苏常州人……我不是常州人，但来常工作三十多年，常州是我的第二故乡。每当想起吴老是常州人，顿生自豪感，自觉亲密了许多，不过对于长期固守在唐家湾的我来说，这也仅仅是聊以自慰罢了。直到两年前，机缘巧合，我来到隔河相望的青果巷，先是惊讶于吴阶平先生竟为二院题写了院名，后又更惊讶于吴老与二院竟有着如此深厚的渊源。

吴老与常州二院缘起的第一人是陈舜名（1898—1977），常州人，1920年毕业于东吴大学理科，后弃教从医，1927年毕业于北京协和医学院。1929年，陈舜名回常州并开设了私立"舜名医院"，他将现代外科的新思想、新技术传入常州。抗战期间，陈舜名先后在重庆军政部第一重伤医院、广州空军医院、第一空军医院就职，分别任医务处主任、副院长、院长，为抗战的胜利作出了巨大贡献。1945年12月，陈舜名受国民政府中央卫生署委派，回常接收常州二院（时名武进县立医院），担任院长之职直到1966年。整整二十年的精耕细作，他成功地将北京协和医院的优秀品质移植到常州，为常州二院的发展壮大奠定了坚实的基础。功莫大焉！

　　陈舜名的另一大功绩是成功影响四位妻弟先后考入北京协和医学院——老大吴瑞萍，儿科专家；老二吴阶平（吴泰然）；老三吴安然，免疫学专家；老四吴蔚然，毛泽东、周恩来、邓小平的保健医生。协和每年都要举行隆重的毕业典礼，并从四年级选一名品学兼优的学生做毕业典礼的"Student marshal"（学生司仪）。司仪手持纪念牌和一根一尺多长的红木棒，上面套着一道道金箍，金箍两面刻着历届学生司仪的名字，金箍套满了就形成一根金棒，学校将永久保存。陈舜名的名字刻在第二道金箍上，1941 年，吴阶平的名字也上了第九道金箍。时年 12 月 7 日，珍珠港事件爆发，日军迅速占领协和医院，侵略者的铁蹄在神圣的医学殿堂里肆意践踏，红木棒的命运与北京猿人头盖骨、孙中山先生的肝脏标本一样，不知所踪。这也成为了吴阶平先生的终生之憾。然而，木棒虽失，精神不灭，吴阶平、陈舜名等医学前辈们孜孜不倦、追求卓越的品质将永远镌刻在世人心中。

值此阶平先生百年诞辰之际，遥想自己一步一步走过的行医之路，虽然取得了一点点成绩，但遗憾不少，尤其是未能踏入国内最高医学殿堂，未能得到"武林盟主"的耳提面命，对于我来说，那就是"为医不识吴泰然，纵得金奖也枉然"！

异曲同工话中西

2017.7.18

今年 5 月 23 日，美国 FDA 批准了 Keytrud（apembrolizumab）用于治疗有特定遗传特征的癌症患者。这是美国 FDA 首次批准的不依照肿瘤来源，而是依照特定遗传特征的抗癌药物，堪称世界上第一个"广谱抗癌药"。不管癌症是肺癌、肠癌还是乳腺癌等等，只要关键基因（MSI-H/dMMR）有突变，就可以用此药来治疗，也就是说肿瘤治疗进入了"异癌同治"的时代。

这不禁让我想起了中药六味地黄丸，它广泛应用于慢性肾炎、糖尿病、慢性前列腺炎、功能性低热、冠心病、神经官能症等疾病。中医治病既不拘泥于病因，也不拘泥于病证，只关注不同疾病有无共同的病机。同病可以异治，异病可以同治！这与只关注有无关键基因突变的"异癌同治"有异曲同工之妙。

中医是中华文明的瑰宝，是中华民族智慧的结晶。然而，随着科学技术发展越来越先进，中医似乎被科学抛离身后越来越远。中医讲阴阳平衡，中医讲辨证论治，这些"经典"都与现代西医格格不入。西医强调循证医学，凡事但求实证，要求按临床路径进行规范化治疗。西医依靠解剖和实验等揭示生命的本质，不同器官有不同的特征、起不同的作用，生病有不同的表现，有不同的诊治规律。医院也据此进行分科，如心内科、肾内科、脑外科、骨科……各专科的专家们对各个器官产生的疾病进行随机对照临床试验和系统分析，总结出各自的《诊疗指南》。医生可以像汽车维修工人修汽车那样，按程序检测人体各器官，按指南修理各部件。例如：血钾低了就补钾，血糖高了就降糖，血管堵了可以放置支架，张三的肝脏坏了可以把李四的肝拿来移植……

　　中医的望闻问切，既看不到血管又看不到细胞，更遑论细菌和病毒。科学家们运用现代科技手段，无论如何解剖研究，始终找不到经络和穴位，更找不到"阴气"和"阳气"。难怪方舟子说："中医号脉都是瞎蒙的，是伪科学！"连鲁迅都认为"中医都是有意无意地骗子"。事实上，中医的辨证论治也是循"证"的，此"证"为"证候"。中医从整体恒动的思想出发，通过患者的自觉表述和医者"望闻问切"所了解到的信息，进行综合分析，然后确定疗法，依法组方，随证遣药。在我看来，中医的"证候"类似于西医的影像分析、化验检查、基因检测等所得到的各项指标的综合体，而且其复杂程度远高于西医。由于过于"先进"和"复杂"，这些"证候"用现有的科技手段还检测不出，但谁又能保证若干年后不能被客观地量化检测出来呢？祖国医学博大精深，晋代《肘后备急方》的神奇妙用，不是要苦苦等待两千年，才由屠呦呦萃取的青蒿素来证实吗？

人类历史总是不停地画着圆圈，从起点到终点又回到起点。现代西医飞速发展了 500 年，呈现出了"合久必分、分久必合"的局面，专科细分正在向多学科融合转变，医学研究的对象也逐渐从人患的病到患病的人，讲究人文关怀、注重社会回归。我国最早的医学典籍《黄帝内经》通过中国古人对生命现象的长期观察、大量的临床实践从整体论述医学，呈现出自然、生物、心理、社会的"整体医学模式"。西医学不正在朝着这样的模式发展吗？唐朝布袋和尚云："手把青秧插满田，低头便见水中天。六根清净方为道，退步原来是向前。"不管是中医还是西医，不论是进步还是退步，她们必将殊途同归！

药者 兵也

2018.6.22

在浩瀚医学文献中，我常反复诵读清代名医徐大椿《用药如用兵论》，短短数百字，鞭辟入里，屡有警句，如"病之为患也，小则耗精，大则伤命，隐然一敌国也"，将人体比作为一个国家，生病好比祸患，小病耗损国力，大祸导致亡国。再譬如"五谷为养，五果为助，五畜为益，五菜为充，而毒药则以之攻邪。故虽甘草、人参，误用致害，皆毒药之类也"，徐大椿把药比作为兵，强调其毒性，即使是甘草、人参误用也会引起损害，"是故兵之设也以除暴，不得已而后兴；药之设也以攻疾，亦不得已而后用。"

强调用兵、用药的时机十分关键，只有在"攻邪"时方可使用，这与兵圣孙武所言"兵者，国之大事，死生之地，存亡之道"同出一辙。

人体有天然的防御体系，皮肤是"海防"，黏膜是"江防"，骨骼是"巍巍昆仑"，B淋巴细胞是"人民解放军"，

T淋巴细胞是"特种部队"……正常情况下足以"保家卫国"，拒敌于国门之外，内正则外邪不侵就是这个道理。

然而，百密难免一疏，当防御兵力不足时，人体就会进入"生病"的状态。现代医学最成功之处就是能诊断出哪个系统、哪个器官出现了哪些异常，然后使用相应的药物去治疗，如糖尿病就是胰岛素不足，注射胰岛素就能控制糖尿病；大叶性肺炎就是细菌感染，使用青霉素等抗生素就能控制炎症。伴随着现代科技的飞速发展，医疗设备越来越高精尖，CT、MR、DNA测序等不一而足，新的药物、新的材料层出不穷，诊断越来越准，治疗越来越精。

现代医学也高歌猛进，成绩斐然，人类的平均寿命已接近80岁，据说很快可以超过100岁，长命百岁不再是梦！但是，医生们沉浸在胜利中，似乎忘记了用药如用兵

这个真谛！医生们使用的抗生素、激素等药物都是"士兵"，而且是人体自身兵员不足时向外界借来的"雇佣军"！古今中外，借兵打仗屡见不鲜，汉高祖刘邦就是借了项梁五千兵才起家建立大汉王朝。然而，反面的例子也不少，唐肃宗借回纥兵平安史之乱，回纥兵烧杀抢掠使中原更乱；周平王借犬戎兵即位，犬戎兵霸都城镐京，周平王只能迁

都洛阳；吴三桂借多尔衮平李自成，清兵入关灭了明朝，鹊巢鸠占，反客为主，标准的引狼入室。医生使用药物，对人体而言就相当于借用外来军队，同样需要防止反客为主、反戈一击，应该慎用少用，宜短不宜长，一旦起效，就应尽早礼送出境，以免后患。然而现在有些指南却往往主张用多用足用久，如抗感染时往往主张在体温正常后维持使用抗生素 3~5 天，这好比穷兵黩武的秦始皇，不知休养生息，北筑长城、南征百越、西修宫阙，东巡沧海，难免用兵过度，反噬而亡。

　　医生朋友们，请切记：药者，兵也；

　　兵者，凶器也！

第二章

临 床 感 悟

胰腺炎恶变之源

2010.1.1

从医二十余载，经手的病人成千上万，或许痛苦见的多了，心也麻木，绝大部分病例尤如丢进脑海里的小小石子，仅激起小小涟漪，转瞬即逝。但是，近两月来，有个病例老在我脑海里若浮若现。

那是一个阳光灿烂的下午，我的门诊诊室来了一位憨厚的老农，深深皱纹里流淌着绵绵忧愁。我心暗暗想道：又是一个需要慢慢琢磨的病例！待病人坐下后我开始问病史，果然，王老汉的第一次发病远在十年前，主要表现为上腹痛，经抽血检查，血液中淀粉酶水平明显增高，被确诊为急性胰腺炎，按照医疗规程进行内科保守治疗，王老汉不久就痊愈出院了。二年后，急性胰腺炎再发作，老汉再次住院，又很快痊愈出院了。随后的数年里，胰腺炎就像缠在王老汉身上的魔鬼，时不时跳出来捉弄老汉，搞得老汉不断的进医院、出医院。王老汉在家人陪同下辗转沪宁线多家医院，药吃了无数，什么忌口啊、戒酒啊、保健品啊、祖传秘方啊…治疗方法不一而足。然而，最近两年来胰腺炎反而越发越频繁、越发越严重，就在今年上半年就连发了三次，前后共有十六次之多！

看来，这老先生患了慢性胰腺炎是确凿无疑的了，问题是为什么越治越重了呢？

胰腺是人体内的第二大腺体，长约20cm，宽约3~5cm。如果把人体比作地球，那么，它就是一条重要的山脉横亘在人体后腹腔的上部，脚踏脾门、头枕十二指肠、背倚脊柱、覆盖胃肠，可以说"身据崤函，并吞八荒"。胰腺昼夜不息地向血液中输送胰岛素和胰高血糖素，血糖高时就多送点胰岛素，低时就多送胰高血糖素，从而非常精巧地维持人体血糖的稳定。另外，就像每一座山脉中总有一条河流与之相伴一样，胰腺内也有一条细长的河流，名叫胰管，仅有2~3mm宽，横贯全胰，每天收集胰腺分泌的胰液多达1500ml左右，内含数十种消化酶，输入十二指肠，若没有这些消化酶，不管是山珍海味还是粗茶淡饭都将沦为胃肠道的匆匆过客。

慢性胰腺炎并不常见，最主要的原因是长期酗酒，也有许多国人继发于胆道疾病，但王老汉既不喝酒也没胆道疾病。那么是不是罕见的由甲状旁腺机能亢进引起的高钙血症所致？但王老汉血钙在正常范围。高脂血症？血管畸形？营养不良？都不是！胰腺分裂症？也不是！那么究竟是什么呢？

俗话说得好：狐狸再狡猾，也斗不过好猎人。核磁共振检查终于发现了蛛丝马迹，王老汉细长的胰管从颈部到体部明显增粗，已扩张到正常的五倍，像极了汶川大地震后的唐家山堰塞湖，堰塞湖在一瞬间由大量泥石流引起堵塞河道所致，王老汉的"胰管堰塞湖"却在十年间慢慢形成，到底是什么原因呢？先天性胰腺囊肿？不像，因老汉已六十花甲，第一次发病时也已达知天命之年，先天性疾病应该在更年轻时就发病了。胰腺假性囊肿？不像，假性囊肿应该位于胰腺外表为主，不应位于胰腺内部。胰腺脓肿？不像，脓肿应该有发烧，但老汉体温正常。胰腺囊腺瘤？也不像，因为 CT 和核磁共振上都看不到瘤体壁。那么，可能性最大的就是极其罕见的胰腺导管内黏液性乳头状瘤了！因为乳头状瘤很小，所以 B 超、CT、核磁共振都难以发现瘤体，它分泌的黏液很黏稠，像果冻一样会堵塞胰管，阻碍了胰液的外流，从而引起胰腺炎发作。随时间推移，肿瘤慢慢长大，分泌的黏液越来越多，所以胰腺炎的发作越来越频繁、越来越严重。内科保守治疗只治了表，没有治根，必须果断进行外科手术！

手术结果证实了我们的术前判断，我们为王老汉进行了中段胰腺切除术，老汉很快就康复了。遗憾的是病理切片显示老汉的乳头状瘤已有局灶癌变，疾病从人民内部矛盾陡然转化为敌我矛盾，要是能早个一年半载做手术那多好！

首施胰腺新手术 国内好评添信心

2011.1.8

从 1935 年至今，七十多年来，外科医生遇到胰头部位的病灶，往往要施行一个巨大的手术，叫做"胰十二指肠切除术"（Whipple），切除范围包括下半胃、整个十二指肠、上端空肠、胆囊、胆总管和胰头，共六个脏器。

在我二十多年的行医生涯里，已记不清做过多少次这样的手术了，但有一个问题却常常会被病人和家属问起：秦医生，我胰腺有病，为什么要连我的胃和胆也切除掉？原因就是胰头周围盘根错节、内部暗河密布。丰富的血管、复杂的结构让医生无法做到定点清除，只能整体打击了！标准的城门失火殃及池鱼！

事实上，外科界有个约定俗成的习惯，把能够完成 Whipple 手术作为普通外科医生成熟的标准。殊不知手术大了，创伤就大，带来的并发症也多，尤其是对于一些胰头的良性肿瘤或交界性肿瘤，Whipple 手术的确过大了。那么能不能寻求一种让病人的损伤更小、效果更好的手术呢？

近年来，通过国内外科界医生们的上下求索，对胰头的解剖终于上升到了一个新的高度。在此基础提出了胰头下部切除、胰头后方切除、胰头近端切除、胰头次全切除等七种区域切除的手术方法，其共同特点是只切除胰头或部分胰头，可以保留十二指肠等其他几个脏器的完整。然而，在国内尚未有实施此类手术的报导。

今年的 5 月，我们收治了一个胰腺导管内黏液性乳头状瘤的老人，通过反复学习和认真准备，成功地实施了胰头下部切除术。6 月，我们又为一位慢性胰腺炎、胰管结石患者施行了胰头次全切除术，7 月为一位八旬老人施行了腹胰切除术！三例手术，均获成功！

今年九月，中国外科界有个盛会，会上将要进行"中国外科周首届手术艺术奖"的评奖，全国外科医生们磨刀擦掌，踊跃报名。

七月初，我们将"胰头下部切除术"上传作为参赛作品。近一个月来，网上评分居然一直名列前茅，好评如潮。平时外科医生们眼高于顶，对别人的手术总是吹毛求疵。我本来以为我们的这一手术，由于是国内首例，可能会引发许多争议，甚至非议。如此被同行认可，让我感动，也增强了我不断创新外科事业的信心和力量！

【附】

当年9月，"中国外科周首届手术艺术奖"评出了一位"金手指奖"、一位"金剪刀奖"、一位"金缝针奖"及七位"手术艺术奖"。

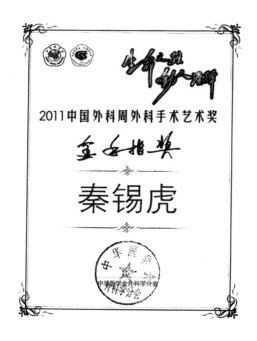

医生能帮患者战胜胰腺癌吗

2011.10.9

乔布斯走了，苹果缺了一块！

帕瓦罗蒂走了，歌坛塌了一角！

斯坦曼走了，诺贝尔奖坛少了一席！

可恶的胰腺癌，它难发现、转移快、疗效差！已令无数风流人物竞折腰！汪道涵、陈敏章、黄菊、金正日、卡斯特罗、陈思思、沈殿霞、埃德加·斯诺、陈启礼……

无论是达官贵人还是黑帮老大，一视同仁！纵使商界奇才学界名流有万千之计，也只有徒叹枉然！

与胰腺较量中唯一的获益者是外科医生，邪恶的疾病为医生提供了广阔天地，医生们"大显身手"大有作为，一批又一批的"名医"应运而生！

然而，我们医生必须铭记，无数病患的痛苦铸就了我们"高超"的医术，但是我们凭借如此医术又真正治好了几个胰腺癌病患呢？知其荣、守其辱！与广大医生共勉！

学无止境 艺无止境：诊治沟槽状胰腺炎有感

2015.6.25

野生动物总在挑战中彰显自我，赢取"王位"，人亦如此，医生亦如此。年轻医生总爱挑战外科，外科医生总爱挑战肝胆外科，而肝胆外科医生眼中，胰腺外科更像"皇冠上的明珠"按国际上不成文的标准，能否独立完成"胰十二指肠切除术（Whippie）"是衡量外科医生成熟与否的标志，每年完成 12 例以上才能算是优秀的外科医生。

我从医三十载，执著于肝胆外科，对胰腺外科倾注了大量精力，小有成就，四年前在国内首创"胰头下部切除术"，蒙赵玉沛院士亲授"金手指奖"，自认为对胰腺疾病了如指掌，什么急性胰腺炎、慢性胰腺炎、良性肿瘤、交界性肿瘤、腺癌、囊腺癌……统统不在话下！

然而，一个月前，病房喻主任来电，告知有个病人，诊断为"沟槽状胰腺炎"，询求治疗方案。我懵了，沟槽状胰腺炎？我闻所未闻，何谈建议？喻主任马上给我启蒙，我又上网查了些资料，终于知道：沟槽状胰腺炎（groove pancreatitis，GP）是慢性胰腺炎的一种特殊类型，1973年德国学者Becker第一次诊断并命名，1982年Stolte具体描述了其特征，即病变局限在胰头背部、胆总管下段和十二指肠之间所谓沟槽区域的节段性慢性胰腺炎。多见于40~50岁男性，零星发病，迄今国内外只有少数报道，发病机理不明，可能与长期饮酒有关。由于该病特殊的解剖部位，其临床表现和影像学表现与胰头部的肿瘤极其相似，术前鉴别诊断很困难，术前误诊率极高。

我们研究了病人的资料，这是中年男性病人，饮酒数十年，每天消耗黄酒十多袋，胰头沟槽区低密度病灶，十二指肠和胆总管炎性改变，肿瘤指标不高，可以明确诊断为沟槽状胰腺炎。

然后我们开始设计手术方案，根据检索，目前国内外所报道的沟槽状胰腺炎均采用了Whippie手术，但是这个手术需要切除十二指肠、胆总管、胆囊、胰头、空肠一小段及半胃，从胃到空肠，只计算所切除的消化道长度就有 50cm 左右，对机体的创伤极大，对于一个只有 3cm 大小的节段性慢性炎症来说"量刑"过重！就好比为了拆除常州东站一个货场，竟然把整条沪宁铁路都拆了！

能不能创造一个既能减小病人创伤又能切除病灶的新手术？

我们想到了既往所做的"胰头下部切除术"，该手术用于切除胆总管下方与十二指肠之间的胰腺，本次病灶位于胆总管上方与十二指肠之间，是否可以反其道而行之？为此，我们又多次反复研究，学习讨论胰头沟槽区及周边的解剖，特别关注该病人的动静脉血管和胰管走行与分布，最终决定试行胰腺沟槽区局部切除。2015 年 5 月 28 日，经过 4 个小时的努力，我们非常精确地完整切除了病人沟槽区的胰腺组织，成功保留了十二指肠、胆总管、主胰管等重要结构，用最小的创伤去除了病灶，最大限度地保护了病人，10 天后，病人顺利康复出院。一个月后复查，病人十二指肠等处的炎症明显减轻，手术效果良好！

一个月来，我常常回忆反思这个病例，《尚书》云：满招损、谦受益！面对奥秘莫测的人体，任何一个专家教授的知识都是有限的，只有用永不满足的态度去求索无边无涯的未知，医术才能不断进步，学术才能不断发展。学无止境、艺无止境，与广大同道共勉！

【附】

2017年，我们发表了论文：Groove resection of pancreatic head in groove pancreatitis: A case report，首次在国际上报道了这一手术方式。

深藏在胰腺中的低血糖罪魁

2018.7.11

"三高"是现代时髦病，尤其是高血糖，看着满桌美味佳肴，不能下箸，这些遇到"甜"食绕着走的人，也算得上"苦命人"。

体内糖太多的人命苦，其实体内糖少的人命更苦。糖是人类生存最基本的要素，是细胞运行的能量，好比汽车上的汽油，断了汽油就寸步难行，只不过摊上这样悲催命运的人极少，不太被人知晓而已。

三十多年前，我还是年轻医生时，老院长刘信基反复多次自豪地告诉我们：有这样一个女病人，经常晕倒送院，误诊为癔症，每次予氨水嗅鼻治疗。多年后，她鼻子都烂了，病却未愈，所幸被睿智的刘院长发现，可能是胰腺上长了肿瘤，最终得到了准确的治疗。

最近，我们也遇到这么一个"倒霉蛋儿"，中年女性，经常无缘无故晕倒，动不动心慌气急大汗淋漓。三十载过去了，现在的诊疗水平与当时不可同日而语，这位女病人送到我院内分泌科，很快诊断出为"胰腺 β 细胞瘤"，CT显示胰头有一个 2.5cm 的"巨大"肿瘤，由于这个瘤子有大量的 β 细胞，分泌出大量的胰岛素，过度地分解了血液中的葡萄糖，导致低血糖，从而产生了一系列不良后果。

这个病人随即转到了外科，前天中午就上了手术台，我们一边泵入葡萄糖（以维持血糖在 3~4mmol/L），一边手术。术中果然在胰头后方发现一枚肿瘤，与 CT 一模一样，我们小心翼翼剥离肿瘤，以免挤压促使释放过多胰岛素而导致严重低血糖。半小时后，肿瘤完整切除，血糖一直维持在 2.4mmol/L 左右，我们松了口气。

按照经验再过半小时，病人的血糖将快速回升。我们曾经就遇到过肿瘤切除后数分钟，血糖就上升到 10~20mmol/L 的病例，所以我们停止泵入葡萄糖，坐等血糖回升。

10 分钟，20 分钟，30 分钟……病人血糖一直在 2.0mmol/L 左右徘徊，不但没有回升反而降到最低时只有 1.2mmol/L，情况不乐观！

胰腺 β 细胞瘤往往只长一枚，术前 CT 也显示只有一枚，此人是否存在极其罕见的异位 β 细胞瘤或胰腺多发

性 β 细胞瘤?

我们不得不再次泵入大剂量的葡萄糖，同时排查整个腹腔、盆腔。结果，在肠系膜根部，发现一个3mm黄色结节，不能排除嫌疑，旋即切除之。

然而又一个小时过去了，血糖还在2.0mmol/L左右，快速病理切片显示，第一个2.5cm肿瘤的确为神经内分泌瘤（第二个结节为脂肪血管神经组织，并非肿瘤），表示术前诊断无误，手术切除也准确，但是血糖不回升，怎么办呢?

于是赶紧电话与内分泌科医生沟通，内科专家认为肿瘤切除后血糖回升速度因人而异，有些人回升得很慢，可以结束手术，边用药物处理边观察等待。

多年的外科经验告诉我，手术台上千万不要用小概率事件来麻痹自己，遇到问题千万不要存侥幸心理，要坚持再坚持!

于是我们展开了新一轮的寻找，寻寻觅觅终于在原肿瘤旁又发现一枚外表类似胆总管的肿瘤，前面手术时被误认为胆总管，反而被细心地保护起来，峰回路转，15分钟后，约1.2cm大小肿瘤完整切除，然而我们仍忐忑不安，犹犹豫豫之中我们减少葡萄糖泵入量，等待血糖的判决，同时用 B 超仔细探查整个胰腺，检查是否还有潜伏的肿瘤。

30 分钟后，血糖 2.4mmol/L；

又过了 5 分钟，2.8mmol/L；

再 5 分钟，3.2mmol/L……血糖渐渐升高。

终于，我们可以大胆宣告：

术后当晚 21 点，病人血糖飙升到 19.1mmol/L，这个平时让人提心吊胆的高值，却让参与的医生喜笑颜开，这说明作恶多端的胰腺 β 细胞瘤一定被全歼了，病人将很快恢复正常状态。

新洗的头发也是脏的
——外科手术的底线是无菌操作

2010.1.28

如果有人问："新洗的头发干净吗？"我相信大部分人会回答："干净啊！"俏皮的姑娘或许会说："头屑去无踪，秀发更出众。"可是，为医二十年的我可不这么想。五年多来，我每每想起这个话题，心中总是涌起辛酸痛苦啼笑皆非的苦涩感。

那还是五年前的一个上午，我一如既往地站在手术台前，拿起手术刀，习惯性地扫视了一遍我的团队，准备动手下刀。突然，站在我斜对面的卫生学校来实习的"洗手护士"举起了纤纤玉手，整理了一下她那散落在手术帽外面的几缕碎发。

"手脏了！"我大叫一声。

"没有，我的头发昨天新洗的！"小姑娘细弱的哼叽。

"下去！""你没有资格站在手术台上！""你的实

习不及格！"我连珠炮般地轰击。

很快，带教老师、手术室护士长等一一赶到了，分别做出了深刻检查，并迅速调整了护理人员，手术得以顺利进行。

可能有读者会对我这样一个外科主任粗暴训斥一个实习小姑娘深感不满，认为我在小题大做，其实是你不懂我的心。因为她这一小小的举动犯了极其严重的错误，超过了一个外科医生能够容忍的底线！个中原委且听我慢慢道来。

众所周知，在我们生存的空间里细菌是无处不在，皮肤一旦破损，伤口就有可能感染，这是 100 多年前外科医生所面临的最大困难问题之一，当时，截肢后的死亡率竟高达 40%～50%。从 1846 年匈牙利 Semmelweis 发现在检查产妇前用漂白粉水洗手，可以使产妇死亡率自 10%降至 1%开始，1867 年英国 Lister 发现采用石炭酸溶液冲洗手术器械，截肢手术的死亡率可从 40%下降到 15%，1877 年德国 Bergmann 采用了蒸气灭菌，对布单、敷料、手术器械等的灭菌，1889 年德国 Furbringer 提出了手臂消毒法，直至 1890 年美国 Halsted 倡议戴橡皮手套为止，现代外科无菌术臻于完善。

现代无菌术的大概概念是用物理或化学的方法消灭掉与手术区或伤口接触的物品上所附带的微生物。最常用的也是最有效的是高压蒸气灭菌法，在蒸气压力104.0~137.3kPa（现在标准大气压定义为100kPa），温度121℃~126℃，维持30分钟的情况下，即能杀死包括具有顽强抵抗力的细菌芽孢在内的细菌，金属器械、玻璃、搪瓷、敷料、橡胶类、药物等可用这方法来灭菌。

可惜我们不能把所有的东西都投入高压灭菌锅内，比如医生的双手、患者的脏器，所以我们又采用了许多其他替代方法，如煮沸灭菌法：物品在100℃水中煮沸15~20分钟，一般细菌也可被杀灭，还有直接用火烧法，也可用甲醛、戊二醛等药液浸泡消毒锐利器械、刀片、剪刀、缝针、内腔镜等。医护人员的双手和病人的皮肤等一般采用碘酒、新洁尔灭、酒精等来消毒。

由于空气中充满着细菌，所以现代手术室使用层流技术来过滤细菌，洁净手术室根据每立方米中粒子直径大于或等于0.5μm空气灰尘粒子数的多少（一般球菌的直径约1μm，中等大小的杆菌长2~3μm，宽0.3~0.5μm。），分为百级、千级、万级、十万级4种，百级是允许尘埃颗粒数小于 100 颗，万级是允许有 10000 颗尘埃。

　　有了这些硬件后，还需要相应的软件来保障，这就是《无菌操作规则和管理制度》，规则对手术前、手术中及手术后准备和操作做了事无巨细的规定，每个工作人员必须严格遵守。比如：所有医护人员要更换鞋子，戴好帽子（头发不能露出帽子以外），换上洗手衣才能进入手术室。上手术台前，先要用蘸满肥皂水刷子刷手至肘上 10cm 两遍，再用消毒药水涂两遍（这过程叫洗手，上手术台的护士就叫洗手护士），然后再穿上无菌手术衣，戴上无菌手套。手术人员一经"洗手"，手臂即不准再接触未经消毒的物品。穿无菌手术衣和戴无菌手套后，背部、腰部以下和肩部以上都应认为是有菌地带，不能接触；同样，手术台边缘以下的布单，也不要接触。不可在手术人员的背后传递器械及手术用品。坠落到无菌巾或手术台边以外的器械物品，不准拾回再用……从此时此刻起，无菌区和有菌区之间存在着一条无形的界线，犹如孙悟空用金箍棒为唐僧画的圈子一样，圈内为洁净的天地，圈外为妖怪的天下。经严格训练的医护人员都是"火眼金睛"，能识别这无形的界线。

　　常记着小时妈妈对我说过的一句话："小孩子要有眼

力，别人的东西掉了，要赶紧帮着捡起来！"可是现在，如果手术台上的东西掉了，我就再也不能做"妈妈的好孩子"了。再假如，昨晚你万分不幸，洗头时没有海飞丝可用，结果，今天上午"忽如一夜春风来、千丝万丝头屑开"，你千万可要忍住，万一你忍无可忍，伸出兰花指轻轻一挠，那你以前所有的努力就被一笔勾销！因为新洗的头发在手术台上是不干净的！

如今，五年过去了，当初那个小姑娘估计已成为我的同行，但愿我的训斥能够时刻擦亮她的双眼。

"聚赌记"——术前准备

2011.1.15

忙了一周，今天是休息日，终于有空，赶紧召集大伙聚赌，特坦白交代如下：

时间：今天上午 8:30~9:30

地点：常州市中医院肝胆外科医生办公室

参加人员：常州市中医院肝胆外科全体医生共 10 人（除外一名值班医生）

主持人：我

赌注：100 元 / 人

开赌对象：两天前入院的一个老年男性患者，消瘦乏力尿黄腹部隐痛一个月，经过消炎治疗病情有所好转，肿瘤指标 ca19-9 明显升高，兄弟医院 CT 诊断为胆道高位梗阻，癌症可能性大，MRI 诊断为胆道高位梗阻，炎症可能性大。

输赢点：诊断病人是癌症还是炎症。

住院医生甲：诊断为癌症，诊断依据：消瘦乏力一个月，肿瘤指标高，CT 示癌变。

住院医生乙：诊断为炎症，诊断依据：腹痛已好转，黄疸不明显，MRI 胆道受压处光滑。

住院医生丙：诊断为癌症，诊断依据：……

随后主治医师、副主任医师、主任医师们一一陈述了各自的观点，真是公说公有理，婆说婆有理！统票结果是 4 票癌症、5 票炎症。

各位医生对这个病例还会不断进行思考和研究，并进行合理的检查，我允许他们在手术前一刻更改自己的投注，为了不干扰他们的思路，我自己的一票暂时保密，直到手术打开腹腔前公布。

如果病人的术前准备完毕，我们会在下周一进行手术，谜底揭开后，输方将请赢方小酌一次。

这样的赌博，我已嗜爱了许多年，这是快速提高大家诊断水平好方法，每次都是赢者开心、输者高兴！

借一双慧眼

2012.2.7

上周四收了个病人，抢救了三天，非常不幸，越治越重，昨日上午自动出院了！

这是个六旬老太，2011 年 11 月中旬在一院做了胆囊切除手术，手术前 CT 检查显示腹腔里没有肿瘤。但是，一个月后，肝和肝的下面出现了肿块，这个肿块生长飞快，一天比一天大，上周五上午（2012 年 2 月 3 日）的 CT 显示有 21cm×18cm，肚子高高隆起，无法平躺！白细胞 4 万、中低等发热、轻度贫血，曾经穿刺出少量血液。

分析病情，无外乎三种可能：脓肿、血肿、肿瘤。

肿瘤？肿瘤指标不高，血象很高，上海南京和我们常州所有的肿瘤医生都没有见过生长的如此快速的！不可能！

血肿？胆囊手术后恢复顺利，手术者是有经验的主任医师，可能不大！

脓肿？能解释肿块的飞速生长，血象上升，但是没有高热！是不是病人反应能力差？是不是象"SARS"一样神秘的病源微生物感染？全院会诊时，大部分医师认为脓肿可能最大，或者是血肿继发感染！

于是立即在DSA引导下进行肿块穿刺，试穿时有陈旧性血液流出，在场的医生们都松了口气，应该是个血肿继发感染！病人有救了！为了加快引流，我们扩大口子，放入一根3mm引流管，当天引出200ml陈旧性血液，病人稍有好转！

但是，仔细观察，可以发现陈旧性血液中混有极小块的组织，不是血块！血肿不会有组织块的！脓肿会有坏死组织，不过，脓肿经过穿刺后病人应该快速康复，这个病人恢复的不明显！难道还是肿瘤？把所有组织块收集起来，送病理切片！

两天来共引出近500ml液体，老太太病情却一天重于一天，昨天，心脏和肾脏相继衰竭，不得不放弃抢救。

今天，病理报告证实，病人是恶性肿瘤！

吾生也有涯、知也无涯！人体就如大自然一样神秘，我们知道的太少，我们不知道的太多！

借我一双慧眼吧，让我把这肿瘤看得清清楚楚明明白白！

母婴阻断技术应普及

2015.2.25

今天是正月初七，羊年春节后上班第一天。其实，对我们医务人员来说，根本没有上班第几天的概念，节假日上班似乎是天经地义，因为病魔不知道春节要休假！

年初二傍晚来了位 36 岁的小伙子，在正月初一与儿子在青枫公园欢庆春节时不慎撞伤右上腹，引起腹痛，越来越重。到医院一查，发现肝癌合并内出血，连夜到我院肝胆外科住院。初三上午增强 CT 扫描，癌肿 12×10cm，占据整个右肝，更恐怖的是，癌肿侵入血管，从右肝静脉一直进入下腔静脉 4.5cm，就像半岛一样延伸到右心房，堵塞了 90% 的下腔静脉。由于癌栓很脆，极容易破碎，手术中，肝脏的移动可能会让癌栓脱落，栓子会迅速进入肺动脉，导致病人突然死亡，这是手术的最大风险！

四年前的年末，小伙子的母亲时年 61 岁，发现右肝癌 8×8cm，同样侵入下腔静脉，儿子这次的病几乎 copy 于母亲，只是肿瘤更大，伸向右心房的"半岛"更大了点。四年前我为他母亲施行手术，术后配合介入和中药治疗，随访至今肿瘤一直没有复发，创造了"奇迹"。

四年后，悲剧重演，不过这次家属的决心更大，我们医生的手段也更高明了。四年前的手术，因条件所限，我是"单枪匹马"闯天涯，属于傻大胆，侥幸成功。四年后随医学的进步我已"鸟枪换炮"，可以组成"集团军"联合作战。大年初四，医院组织了麻醉科、心胸外科、肝胆外科和手术室进行术前讨论。年初五，在介入科协助下，血管外科高博士通过颈静脉插管经过上腔静脉进右心房，在癌栓上方放置一个滤网，这个网可以阻止脱落下的组织（如癌栓）进入肺动脉，这样手术中就可以较大范围地搬动肝脏了。

初六上午，心胸外科王院长带头备好了体外循环，以备术中万一癌栓脱落时可以随时打开心脏取栓。麻醉科邹主任插好食道超声，实时动态监视癌栓状态。9点钟，手术正式开始。由于门静脉和肝静脉均被癌栓堵塞，引发腹腔静脉曲张，第一肝门处静脉丛生，我们小心解剖，逐步推进，把右肝动脉、右肝管、门静脉右支逐一切断，完成第一阶段手术。第二阶段手术进行肝脏完全游离，这阶段要上下左右翻动肝脏，但我们有滤网作保险，所以进行得很"大胆"。第三阶段手术沿肝正中裂把肝脏劈开成左右两半，这个阶段本来应该在第二阶段前进行，现在可以按部就班从容而行了。第四阶段最关键也最危险，把右边半个肝脏上托后拖，牵拉肝右静脉，此时癌栓从心房逐步被拖回肝静脉内，超声显示下腔静脉内癌栓消失。第五阶段切断第二和第三肝门，放开肝右静脉，检查有无癌栓残留，切除右肝，放开肝静脉会有大量出血，但不得省略，此时需要麻醉医师特别关注，以免血压下降心跳停止。11点30分，手术结束，在团队协作下，我们在最安全的基础上，用最简便的方法完成了手术。

母子两人，在短短四年中相继患上晚期肝癌，而且，肿瘤位置、大小、生长方式几乎一模一样，冥冥之中是老天注定吗？在苍茫的宇宙中，似乎有神秘的力量在操控着世界万事万物！在神奇玄妙的自然规律面前，我们渺小的人类能做点什么规避动作吗？

人定胜天，这是万万不可能的！然而，适当改变人生轨迹我认为还是有可能的。在中国，不管是大陆还台湾，肝癌是高居第二的恶性肿瘤，发病率约 25/10 万。肝癌的发生 90% 与肝炎有关。我国的乙肝病毒感染率约为 10%，大陆有大约超过 1 个亿多乙肝病毒感染者，台湾的比例更高，这与经济水平生活习惯等均没有关系，因为，这其中95% 的人的乙肝病毒来自于母亲的垂直传播。在生命的长河中，肝炎病毒长期潜伏在主人的肝细胞内兴风作浪，逐步操纵主人演奏完"肝炎、肝硬化、肝癌三部曲"。

阻断"肝炎、肝硬化、肝癌三部曲"是防止肝癌的关键。

由于这母子二人都是"乙肝"患者，都没有进行正规的抗病毒治疗，尤其严重的是母亲患肝癌后，子女患肝癌的概率大大增加，我们曾要求儿子进行抗病毒治疗，要求他每三个月检查身体。大儿子是大学教授，有文化，听医嘱，目前身体健康。小儿子是技术工人，工作辛苦，日夜操劳，"臭老九"医嘱也没放心里去，直到大年初一在游戏中被孩子推了一把，一推推出了肝癌，一推被推上了手术台。

现代医学通过母婴阻断技术，乙肝母亲的孩子 95%可以免于乙肝感染。通过这技术，我国较发达地区青年人的乙肝病毒感染率急剧下降为 0.8% 左右。然而，由于众所周知的原因，在有些地区，这技术并没有得到充分应用，我们希望有那么一天，不管穷人、富人，城里人、农村人，山里人、山外人，都能享受到母婴阻断技术带来的福音，远离肝癌，阿门！

内镜探幽除隐患 舒适无痛解忧愁
——无痛胃肠镜亲历记

2017.12.12

成人皮肤面积大约 1.5~2 平方米，是抵御疾病、保障生命的第一道防线，由于长期暴露在风吹日晒的环境中，难免会过敏、红肿、破损，需要维护、保养甚至小修大补。其实，人体还有一层看不见的"皮肤"，那就是覆盖在消化道表面的黏膜，从入口到出口，九曲回旋、曲径通幽，其面积为表面皮肤的数百倍。除了日夜暴露的风险，还要经受甜酸苦辣的洗礼，所以，消化道黏膜破损的概率更大。但由于难以发现，往往任由其自身自灭，侥幸则自愈，不幸则殒命。

现代科学技术发展迅速，从德国人的"库斯莫尔管"到日本人的"胃内照相机"，从上世纪 50 年代开始使用的纤维内窥镜到目前广泛应用的电子胃肠镜，消化道内部已经一览无余，但不管镜子再细再软，还是会让人恶心、疼痛，病人往往望而却步。

有组数据可以直观地说明问题。日本的早期胃癌发现率高达 60%，而我国仅有 5%~10%。究其原因，日本国民，40 岁以上有症状者或 50 岁以上无症状者，每年需进行胃镜检查。而中国人很少做胃镜，怕做胃镜。

我已年过半百，动不动就"跑肚子"，凭着医学经验，自我诊断是肠道慢性炎症（IBD），却也迟迟不敢做肠镜，直到上周才痛下决心……

5 号傍晚清淡饮食：一碗稀饭、一碗炖蛋。

晚 8 点，口服蓖麻油 2 支。这东东油腻又没味道，还冰冰凉。第一支顺利咽下，第二支差点吐了，想到身边没有第三支补充，只能强忍咽下（宜提醒病人，可以适当加温，可间歇含服一两颗糖果，或者多备一支）。

晚 10 点，肚子里开始翻江倒海，连跑几次卫生间，到 11 点才消停（宜提醒病人注意保暖）。

6 号凌晨 3 点半起床，找容器量出 1000ml 水，烧开，再量出 1000ml 凉水备用。

凌晨 4 点，兑 1000ml 温水，加一包聚乙二醇（泻药），凭借我夏天喝啤酒的扎实基本功，一杯又一杯牛饮（按肠道准备标准要求 2 小时内口服 2000ml 药水）。

4 点 45 分，喝完第一个 1000ml。勉强自己又兑了 1000ml 药水，再开始牛饮。

5 点 30 分，2000ml 药水终于喝完，此时，水样泻开始了。随后的半小时，光顾了卫生间近十次。期间，为防止脱水，我又喝了 500ml 凉水（可适当加盐）。这段时间，感觉最不舒服的，其实也是整个过程中唯一的不适（再次提醒要注意保暖，且要时刻处在离卫生间较近的位置）。

7 点 30 分，到体检中心做完 B 超、CT 等检查后，来到胃镜室。

8 点多穿刺打针，8 点半麻醉科主任邹志清说："开始了，你睡吧。"

只觉得手臂血管微微异样……

"好了，醒醒吧。你是再睡一会，还是起来？"

此时已是 9 点 30 分。一个小时的胃肠镜检查已经顺利结束。我无任何感觉和记忆。

得知一向标榜的好"胃口"有萎缩性胃炎，一向担心的肠道却光洁柔和，饶是我这经验丰富的"大医生"，在自我诊断中也会犯大错误，惭愧！庆幸的是，在肠镜检查的过程中，黄锦主任发现我降结肠上有个 6 毫米大小的息肉，顺手摘除了，若假以时日，难免养虎为患！

商业巨子王均瑶，39 岁患直肠癌去世，十几亿人民币换不来十几厘米的好肠子。青年才俊英年早逝的故事听得不少，茶余饭后议论着"某某某早点检查还能治"的闲话说得不少，然而，凭着自己所谓的感觉和经验讳疾忌医的人也不少。现代科学技术已能为我们提供舒适无痛的医疗，我们为什么不去相信，不尽早地去检查和治疗呢？

第三章

善 待 疾 病

治未病：梦议胆结石

2010.1.15

作为一个肝胆外科的医生，平时常常被问到的问题就是："秦医生，我得了胆囊结石，怎么办？"

面对这个看似简单的问题，我常常感到困惑。怎样简单明了，通俗易懂地解释清楚，还真不容易。

如今，生活条件改善了，饮食结构改变了，国人的富贵病也像 GDP 一样节节攀升。据不完全统计，目前我国胆囊结石的发病率已高达 10% 左右，也就是说，中国有大约 1.3 亿的胆囊结石患者。如何防治的确是一个大课题。

一日午后，日光融融，我在患者"怎么办"的疑问中朦胧入梦……忽然办公室门开了，进来三位同事。他们每人手中都举着 B 超报告书，我一看，都是胆囊结石。三人各执一词，争论不休，找我评判来了。一位同事说："我的病人根本没有任何不适感觉，不做 B 超还不知道有结石。所以我认为，病人应该和结石和平共处，相依相伴，无需任何治疗。"另一位同事不以为然："结石总是异物。据美国有关研究资料显示，只有 5% 的胆囊结石是静止型结石，95% 的结石患者早晚会发作。一旦发作，开刀又痛苦又有危险，还会伤元气，我选择给患者服药排石。中医中药还是瑰宝嘛。"第三位同事马上辩驳："不对不对！解剖学显示很清楚，胆囊像只葫芦，胆囊管就是葫芦柄，结石很难通过，排石成功的机率不大。再说，就算有较细小的结石挤出了胆囊管，就进入了细长的胆总管，胆总管末端不光更细小，而且还有括约肌包饶，万一在该处堵塞，就会引起梗阻性黄疸，甚至引发重症胆管炎，更重者还会引发胰腺炎！这样的教训你们见的还少吗？更何况胆囊癌发病率逐年升高，大多由胆囊结石引起。我可不会因小失大，必须马上手术，把结石彻底去除。"……

我正为难间，门外又走进三位峨冠华服，仙风道骨，古代打扮的人，定睛一看，竟是春秋名医扁鹊三兄弟。我忙上前打招呼。谁知他们不理我，自顾自地辩论起来。大哥金鹊瞟了一眼 B 超报告书，摇头叹息："晚也晚也，上医治未病之病。欲不得胆囊结石，须清淡饮食，强身健体，注意疏肝利胆、清热通下，总以不患结石为上。"

老二木鹊附和说："大哥所言极是。然结石已成，服药恐排之不尽，来日难免炎症扩散，以致癌变亦未可知。中医医欲起之病，弟以为，宜早日切除之，以绝后患！"

三弟扁鹊听毕，抚掌大笑道："大哥二哥高见！下医医已病之病，三位病患既已患此病，当速除之，辅以大哥调养妙方，定保无复发之虞。"……

砰！风吹门响，我猛然惊醒。梦中情形历历在目，言犹在耳。低头反思，豁然开朗：所谓'未病先防，既病防变，愈后防复'，"治未病"三境界，竟然在胆囊结石的治疗策略上有机结合、充分体现。未病防为主，已病切为先，治疗胆囊结石当如是也！

治未病：梦议胆结石

痛心的漂亮手术

今天我心情不太好，这与上午做的一个很漂亮的手术有关。

那是一个中年成功男子，忙于事业，自仗身体挺好，极少去医院。这次因为胆囊有点问题，在我的威胁下来院手术。手术中发现病人胆囊内有一个鸽蛋大小的结石，胆囊底部癌变。我彻底切除了病灶，极尽所能地清扫淋巴结，手术很顺利，时间短、出血少，从技术的角度来说挺完美，但是患者还是去世了。

我心痛！因为我知道胆囊恶性程度极高，能活满一年的病人不足 5%，一个努力奋斗、小有成就的人很可能将提前谢幕。我努力手术，希望彻底的清扫能给他增加生存的机会。

我心痛！因为这个悲剧本来是可以避免的，只要病人事先做个小手术把胆囊切了！

我心痛！因为胆结石长期存在会引起胆囊癌变这个简单知识居然没法普及！吃生茄子能治百病却在短时间内深入人心！

我心痛！因为我知道还有大批病人带着胆结石这个定时炸弹在逍遥，眼看着癌症在步步逼近，我却无能为力！

胆结石之悲

2012.3.9

今天手术，是一个 50 岁的壮年男子，自认为身体"健康"，患胆结石二十多年，由于没有症状，所以一直未作处理。最近有点不舒服才来就医，结果手术发现胆囊已癌变，并且有转移。

手术台上，我一直感叹，一条年轻生命，因为小小的疏忽而将过早终结！

去年我也写过类似的博文，这样的悲剧一幕一幕反复重演！为什么？

只要提早一点点，只要做一个简单的胆囊切除手术，这一切就可避免！

我就像穿越剧里的先知先觉者，大声疾呼，却没人相信，悲乎！

披着羊皮的狼——急性胰腺炎

写于己丑年正月（2010.2.22）

春节前后，我们突然收治了许多急性胰腺炎患者，每每与病人及家属亲友交代病情，说"XX 不幸患上了急性胰腺炎"，他们往往并不紧张，就像听说患了急性肺炎、急性肠炎、急性胃炎等等一样，似乎认为只要消消炎，服几天药，大不了挂几天盐水就万事大吉了，再重一点也就像得了急性阑尾炎，一割了之。其实，胰腺炎是一只披着羊皮的"狼"，在炎症的外衣下，有着"吞噬生命"的本性。为什么呢？

因为胰腺是人体最重要的消化器官。一方面分泌胰岛素、胰高血糖素等来维持人体内血糖水平的稳定；另一方面它每天向肠内排入 1500ml 左右的胰液，内含丰富的胰蛋白酶、胰脂肪酶、胰淀粉酶、糜蛋白酶等消化酶，用来分解食物中的脂肪、蛋白质和淀粉。一旦胰腺发炎，胰液外渗，胰酶激活，就会消化人体自身器官中的脂肪、蛋白质，也包括胰腺本身。随后，胰液就像"硝强水"一样在"广袤"的腹腔及腹膜后腔肆虐横流，所到之处，一片焦土，组织烂了、肠子穿了、血管破了…，组织液、坏死液又成为细菌良好的培养基，为未来的胰周脓肿、腹腔脓肿提供了必要的条件。但是，首先对人体生命发起攻击的并不是细菌，而是一些叫"细胞因子"的无形杀手，曾被误称为"毒素"，它们在体内大量产生，并随血流遍布全身，引起一些重要脏器的功能衰竭。最早出现的往往是休克和肾衰竭，病人血压降到很低、没有小便。但是最棘手的是呼吸功能衰竭，病人呼吸急促、胸闷、喘不过气来，往往需要吸高浓度、大流量的氧气，甚至切开气管用呼吸机来帮助呼吸可能也解决不了问题。有时还会出现心律失常、心脏骤停、昏迷、肝功能衰竭、消化道大出血等。所以约有 1/3 的重症胰腺炎患者常在发病的一周内不幸死亡，甚至 24 小时内猝死。约 2/3 的暴发性胰腺炎患者过不了发病后三天的鬼门关。此时，为了避免手术对人体的二重打击，医生常常采用保守治疗的方法。

当人体抗过这一冲击波后，细菌、真菌等微生物又粉墨登场了。道高一尺、魔高一丈，抗生素再好，总有新的耐药的细菌出现。腹腔和后腹腔积聚的坏死组织液为细菌繁殖提供了充足的养分，而人体后腹腔又恰似掩藏在海平面下的海底世界，"高山耸立，沟壑纵深"，这些"盆地""沟壑"和"洞穴"就成为细菌的"革命根据地"，形成一个又一个"老区"——脓肿，于是感染与生命的战斗又开始了。这是一场持久战，是一场拉锯战，脓肿——手术——再脓肿——再手术……好不容易细菌少了、但霉菌又来了……。彻底控制感染往往需要 2~3 个月甚至更长的时间，对病人的身体、金钱及信心是极大的考验。只有坚持到最后的人方能成为胜利者，一如当初的上海同济大学校长吴 XX 院士就是在与病魔进行长达 146 天的搏斗，经历了 13 次手术，方才能站立在现在新的更重要的岗位上。

所以，胰腺炎重在预防。1. 不要暴饮暴食：现在生活好了，各种食品种类丰富，国人喜欢大量进食鸡鸭鱼肉，喝高度数的白酒。但是高蛋白、高脂肪的食物加上酒精的刺激会促使胰液急速大量的分泌，还可能造成十二指肠乳头水肿，引发胰腺炎。所以别大吃大喝，应戒酒或饮少量低度酒，多吃蔬菜水果，少吃油腻的含胆固醇高的食物。2. 积极治疗胆石症：在我国的急性胰腺炎 70% 是由胆道系统疾患、特别是胆石症引起的，尤其是泥沙样结石及细小结石，许多人恐惧手术，宁可采用保守治疗或排石治疗，殊不知小的胆结石向下移动会堵塞胆总管下端，最易引起胆汁逆行流入胰腺管而引发急性胰腺炎。所以胆结石的最佳治疗方案是切除胆囊。如果治愈了胆石症，就可以预防大部分胰腺炎的发生。3.另外，血脂过高不仅会堵塞脑血管、心血管引起中风及心肌梗死，同样会堵塞胰腺血管引起胰腺坏死。降低高血脂，积极防治动脉硬化，谨慎用药等也对胰腺炎的预防也有重要意义。

追逐日光——快乐和淡定

2010.4.8

从医以来，我最不愿意做的就是冷酷地告诉别人：很抱歉，我们已无能为力，XX 的生命只有三个月。那些时刻，我无数次感受了病患及其家人的悲伤、痛苦、绝望……

2005 年 5 月的最后一周，身为美国四大会计事务所之一（毕马威会计事务所）CEO 尤金·奥凯利先生被告知：脑癌晚期，还能再活三个月！

奥凯利先生问了自己两个问题。第一，人生的尽头非得是最灰暗的吗？第二，能不能给生命的最后岁月添上一些亮色，甚至让它成为人生最美妙的时光呢？尤金先生的答案第一个是否定，第二个是肯定。奥凯利先生认为自己很幸运，能从容安排自己死亡前后的有关事宜。

奥凯利先生认为，有些人之所以无法静下心来思考如何让最后的人生变得尽善尽美，是因为临终前他们早已身心俱疲。他迅速调整了方向，正视命运的安排，既然生命轨迹不得不缩短，那么就要努力让这段轨迹变得更加美丽，让它给那些因为他的病情而遭受打击的亲友创造一份美好的回忆，让女儿、朋友和同事减少悲伤。

尤金·奥凯利先生微笑、愉悦地一一和同事亲友告别，喝一杯咖啡，通一个电话，写一封信，驾一次新车……怀着追逐日光的心情打最后一场高尔夫，看最后一场音乐会，最后一次旅游，陪伴家人，选择墓地，安排葬礼……他欢快地燃尽自己的光和热，给他人带来阳光般的温暖。

作为一名医生，今天特向大家推荐《追逐日光》这本书，希望大家从尤金·奥凯利先生的故事中学会快乐和淡定。

肿瘤患者康复治疗——心态决定状态

2010.6.6

6月6日，对大多数人而言，是一个极其平常的日子。然而对某些人来说，在这样一个普通的日子里因为一个特别的事件，成就了一个特别有意义的日子。譬如说我同事的老父亲，就把今天这样一个普通的日子凝固成一个值得纪念的音符。

十年前，同事那63岁的父亲盛老伯出现腰背酸痛，身为医生的儿子为父亲做了B超、胃镜、肠镜、X片等许多检查，但始终没有找到病因，半年后盛老伯的疼痛越来越重，于是做了个上腹部CT，显示为胰头癌。得知病情后的老人说，儿啊，听说胰腺手术大，风险也大，花费又多，老爸活60多岁也够了，只是平时辛苦不舍得多花钱，现在你把那点准备为我看病的钱给我吧，我要拿它去旅游，能在离开人世前领略一下祖国的大好河山，也便死而无憾了！

儿子劝说无效后遂同意，于是老伯潇洒地"云游四方"去了！

二个月后，老伯回家，说各地风光也看够了，只是腰痛剧烈，无法忍受，能否开刀一试？

按常理，胰腺癌自然病程不到一年，而盛老伯的胰头癌发病已有 8 个月的病程，确诊后又拖了 2 个月，此时老伯的肿瘤可能长得很广泛了，一般情况医生不会再考虑手术。但老伯说没关系，打开肚子看看，开不了，再缝上，反正我也满足了。

于是在 2000 年 6 月 6 日上午，我们为盛老伯施行了胰十二指肠切除术（要切除胰头、十二指肠、半个胃、胆囊、胆总管和一段空肠），术后恢复出奇的顺利。至今已有十年，老人身润体胖，红光满面……

胰腺癌是癌症的王中王，5 年生存率不足 5%，其中不乏重要领导人、前任卫生部部长、帕瓦罗蒂等都存活时间极短。而盛老伯的长期存活，不能不说是个奇迹，而创造这奇迹的可以说是其良好的心态。

"心态决定状态"这句话想必人人皆知，肿瘤患者心态最首要的任务是树立与疾病作斗争的信心。新的医学模式尤其强调病人的主动参与。在肿瘤患者康复治疗中，乐观的心态、科学的治疗、合理的膳食、适当的锻炼都很重要，而乐观的心态恰恰是排在第一位的。

面对病魔的态度——永不言弃

胆囊癌是真正的癌中之王，其生存率极低，一年生存率不足 5%，数年前，上海中山医院肝胆外科的著名专家余 ** 教授，因为慢性胆囊炎、胆囊结石接受手术，手术中发现为晚期胆囊癌伴肝转移，被迫放弃手术，术后数个月就不幸逝世。一个肝胆外科的专家，对自身的疾病都无法在最佳时间洞察，充分说明胆囊癌既难以诊断，又难以治疗。

去年岁末的一个上午，我的诊室走进来几个就诊者，其中一位中年妇女，看上去 50 岁左右，中等个子，匀称的身材，清爽的外貌，干练的身姿，你根本想不到她会是一个病人。接过她递来的病历本，患者姓吴，让我难以置信的是年龄一栏上竟填写着 61 岁，"保养得真好"我不由得暗暗称奇。

"有什么不舒服"我问她，"这是片子"她拿出几张

· 124 ·

CT 片递给我，我仔细观看起来，一下子怔住了。CT 显示胆囊底部癌变、肝转移，并有肝门及腹腔淋巴结广泛转移；再看她的化验单，血液中肿瘤指标很高，经验告诉我这是个晚期胆囊癌病人，寿命在 3~6 个月之间。我实在不忍将这残酷的事实告诉这位女士，于是我委婉地将病情告知了患者家人，希望他们认清事实，接受现实，冷静面对。我认为手术只能切除一部分肿瘤，无法根治，反而会降低免疫力，所以弊大于利，可以试试其他方法，如中医中药、化疗、免疫治疗等。不过，鉴于胆囊癌对化疗不敏感，不要抱过高希望。即使如美国的兰迪·鲍许教授那样放弃治疗也是可以接受的。

病人并没有自我放弃，她在肿瘤医院先用特罗凯＋健择进行一个疗程的化疗，一个月后复查，肿瘤生长迅速、肿瘤指标直线上升。说明该次化疗无效！隔壁床位的病友也一一离她而去！此时，吴女士还是没有放弃，第二个月，她再次进行了化疗，这次化疗增加用药剂量，并加用了大顺铂，结果肿瘤有所缩小。在此利好消息鼓舞下，吴女士又坚持了几次化疗，尽管反应很大，白细胞和血小板也极度减少，但今年 5 月 CT 显示肝脏病灶已从 5cm

缩小到 1cm，腹腔淋巴结也从多枚鸡蛋大小团块融合状态变成散在孤立状态，奇迹！这是我经手的胆囊癌对化疗最敏感的一例。

我决定为她实施手术治疗，好比伊拉克战争，前期的空中轰炸已起到良好效果，必须及时转为地面战争，最终一举推翻了萨达姆的独裁政权。

6 月 29 日上午，在充分的准备后，我们为吴女士进行了胆囊癌根治以及腹腔淋巴结清扫术手术，此手术的难点有两个：一个是肝转移灶紧密生长在肝门静脉右前支和右肝管之间，如果损伤了这两根管道，就要被迫实行右肝切除术，而经历了半年大剂量化疗的病人是承受不起这样巨大的手术的。但是，如果不能清除这枚转移灶，它就会成为"革命的火种"，很快"星星之火可以燎原"；二是清除淋巴结，这些淋巴结位于腹主动脉、下腔静脉、腹腔干、肝总动脉、脾动脉、胃左动脉、左右肝动脉、冠状静脉、门静脉、肾静脉和胆总管的周围。历时两个小时，我们顺利地摘除了肝内病灶，保住了肝内的大静脉和大胆管，并彻底清扫了所有肿大的淋巴结，手术顺利结束。如今吴女士正在康复中。

一个人，在突然间跌落进万丈深渊，是选择放弃，还是以积极的心态想法自救？面对难以抗拒的命运，面对艰难险阻，是自怨自艾，还是自强不息？从吴女士的身上，我找到了答案，那就是"永不言弃"的精神！就是不放弃生存的权力，不放弃求生的机会。面对视死如归的勇者，死神也会退避三舍；如是主动缴械的弱者，魔鬼就会步步紧逼。巴尔扎克说："苦难，对于天才是一块垫脚石，对于能干的人是一笔财富，对于弱者是一个万丈深渊。"

现实生活中，我也遇到过这样一些病人，一旦得知自己得了癌症，整天唉声叹气，丧失了生活的信念，有的甚至自杀了。殊不知肿瘤患者的心态是极其重要的，唯有坚定信念、永不言弃，积极治疗，才能最终战胜病魔。

面对病魔的态度——永不言弃

肝癌并非不治之症

都说肝癌是不治之症，我们身边的确有许多病人因患肝癌无法医治而不幸逝去，如我市著名演员梅花奖得主殷先生因此英年早逝，近日市 X 局领导也因肝癌而病倒在辛勤工作的岗位上。

然而，并非所有的肝癌都是不治之症。

有位张老先生在 6 年前查出肝癌，当时考虑年龄较大（79 岁），手术有风险，故先进行了"介入"等保守治疗，但是治疗效果不理想，过了半年后，张老先生不得以才下决心开刀，由于肝肿瘤很大，我们为他切除了整个右面半个肝脏，手术后恢复很顺利。五年半之后，复查发现肝脏又长了一个 5cm 的小肿瘤，他毫不犹豫地选择了手术治疗，今天上午，我们为 85 岁高龄的张老先生进行了再次手术，顺利切除了肿瘤。

我们希望这次手术能给张老先生再次带来新生，能够让他活到九十岁，乃至一百岁。

　　肝癌虽然号称癌中之王，但是只要发现时不是晚期，就有希望得到有效的治疗。

凡事有度　过犹不及

常州网的网友们：

大家下午好。很高兴来参加关于健康养生的征文颁奖和交流会，今天，我更多的是作为一位博友的身份来参会的。虽然近两年博客较少更新，一直潜水，但我却依然关注着龙城博客的网友们，认真拜读过在座不少博友的文章，特别是这一次的常州市首届健康养生征文文章。

今天，这个交流会，能借这个机会在这里和大家交流健康养生的话题，很开心。

从医二十八载，经手的病人成千上万，关于养生，今天我想从医学的角度聊一聊几点感悟，与大家共享。

第一点，说的是"心态与状态"。自古以来长生不老是永恒的主题，不管是凡夫俗子还是帝王将相，都孜孜不倦追求不已。千古一帝秦始皇倾尽全力追求长生不

· 130 ·　　　　　　　肝胆外科行医手记

老，却在五十一岁之壮年病死于征途。明神宗万历皇帝，躲藏在皇宫中几十年，研究长寿妙方，却没活过六十岁。我从医几十年来读不少国内外医学书籍和资料，从没找到任何一权威论著能说明长生不老的秘密，倒是知道基因决定了你是男还是女，决定了你是双眼皮还是单眼皮，决定了你是高鼻梁还是塌鼻梁，决定了你是急性子还慢性子。我个人认为既然基因大致决定了你身体的高度，就很有可能也大致决定了你生命的长度，也就是说你爸爸妈妈基本限定了你的寿命，命由天定！以前，我写过一篇博文，题目是"心态决定状态"，恰好，我在这次征文中与一位曾经的患者博友蒋锷初先生找到了共鸣。蒋先生从本身亲历体验谈了如何战胜癌症，给人很多启示。新的医学模式尤其强调病人的主动参与。在患者康复治疗中，乐观的心态、科学的治疗、合理的膳食、适当的锻炼都很重要，而乐观的心态恰恰是首要因素，可谓是"生死有命，健康在心"！

第二点，谈谈"吃"与健康。现在有两多，一是电视上健康专家多，我这样提前进入老年生活的人醒的早，一开电视，到处都是顶着各式各样光彩夺目头衔的专家在夸夸其谈，指导芸芸众生如何养生。还有就是民间专家多，我老母亲就是一个，她是文盲，却是村里著名的养生专家，在我小时候她经常给村人指点迷津，后来我当了医生，她还能和我平分秋色，直到我成了"大医生"，才终于慢慢地抢夺了她的专家头衔。但是，在民间，类似的专家还比比皆是！都说富贵病的罪魁祸首是贪吃，你看高血压、高血脂、高血糖……那个病不和吃有关？有人信誓旦旦：只要吃得正确，我们就能"把吃出来的病吃回去！"，专家的"处方"五花八门，有吃盐开水的，有吃山芋的、吃茄子的、吃活泥鳅的，还有大力水手吃菠菜的！其实啊，自梁武帝以来，信奉汉传佛教的和尚们应当是吃得最健康的，终年素食，还过午不食，只吃早中餐二顿。加之起早摸黑，诵经坐禅。白眉毛白胡须的大和尚就是长生不老的偶像，引无数达官贵人名流巨贾竞折腰，如今中国首富马云就拜倒在袈裟下。

我曾经为一位九十多高龄的老和尚动过手术，这位老和尚吃素历史足够悠久，但是照样有高血压和动脉粥样硬化，照样中风，还得了大肠癌。都说大肠癌是吃肥肉惹的祸，没想到青菜豆腐也惹祸！所以凡事有度，过犹不及！

最后呢，给各位推荐一本书。因为，龙博最近流行冰书挑战①，今响应龙博号召，也冰一回，向广大博友推荐一本书。

这是一本小说，书名《药铺林》，虽然是虚构的，却能近距离透视中医药，让我这个从业数十年的西医充分体会到了中医的无穷魅力，希望你们看了会喜欢。

最后，祝大家生活愉快，远离医生。谢谢！

写在健康养生大家谈之后

2015.11.19

医学会与常州网开展的第二届"健康养生大家谈"已落下帷幕，两届征文让我感受到了大家的参与热情，现已汇编成册，仁者见仁，智者见智。

前不久我市某机关体检发现，高血脂、高血压、高血糖各占三分之一，中青年的健康问题不容乐观。更为严峻的是，当前中国步入老龄化社会。江苏省老人所占比例是18%，而我市2013年老人所占比例是20%，2014年迅速增长到21%，老年人如何养生显得尤为重要。

说到养生，可能大家认为医生最有发言权，应该发挥主力军的作用，可事实上医生真正去谈养生的却很少。原因无外乎有三：不空，不屑，不敢。不空很好理解，医生工作太忙，门诊、病房、手术、科研连轴转，真心没时间。不屑谈养生是因为医生认为自己是"大厨"，专烧大菜不屑做点心。不敢谈养生需要多说几句，因为人是最复杂的个体，同样一种方法对你有效，对另一人或许就没有效果，所以现代医学强调循证，比如有人说早上喝一杯白开水最健康，有人说喝一杯盐开水最健康，循证医学的方法就是找一批人，如 10000 个人，随机分为两组，5000 人早上喝一杯白开水，另外 5000 人早上喝一杯盐开水，坚持 20 年或者更长时间后，统计两组人员健康状况，得出结论到底那种方法好。非如此，均视为科学性不够，所以，受过现代科学素质教育的医生认为养生的一些观点没有科学论证，不敢谈养生。西医不敢谈，中医西医化了也不敢谈。

你不谈，自然有人谈。电视上到处都是养生课，养生专家满天飞，鱼龙混杂，让人们无所适从。甚至于一些江湖骗子、不法商家利用老年人养生意识强的特点，有的天没亮鸡没叫就被叫去听养生课，先通过各种"忽悠"对老人进行洗脑，再通过各种小礼品"拉人上钩"，于是一些保健床、保健品被老人搬进家门……

那么问题来了，大家都不谈养生，养生就无法前进。我认为医学会开展的这个活动很好，把养生的发言权交给大家，为大家献出的"灵丹妙药"搭建一个交流、学习的平台。让大家参与讨论，自身说法，谈的人多了，个案积累得就多，也就能成为养生经验。

《健康养生大家谈》一书里的一些养生方式，不一定正确，可能只适合部分人，但大家还是能从中得到启迪和借鉴的。虽然养生征文大赛已告一段落，但对养生的探讨还将继续，希望通过这样一次活动，能引导更多的人去关注养生，让科学养生的理念成为我们日常生活的一种态度和自觉的行动，真正做到养生有道，养生有术。

笃信如一　健康如初

Stay Trustful　Stay Healthy

2017.3.9

　　今年，我单位招录硕士以上高层次人才笔试题中，第一句英译中就是乔氏名言："Stay trustful，stay healthy！"我希望员工们都能像乔布斯一样"求知若渴，虚心若愚"。乔布斯是个天才，他对完美的狂热追求使他在 IT、PC、动画、音乐等诸多领域创造了奇迹。他的苹果帝国为亿万民众带来了福音。然而，在我这个医生眼中，乔帮主却是刚愎自用、鼠目寸光的"蠢人"。诸位果粉暂别来喷我，容我带你们先回顾一下乔帮主生病后的就医历程。

　　根据沃尔特·艾萨克森（Walter Isaacson）所著的《史蒂夫·乔布斯传》（Steve Jobs）记载，2003 年 10 月，医生在为乔布斯进行例行的肾脏 CAT 扫描时，偶然发现他胰腺上有小肿瘤，经超声内镜活检后证实是胰岛细胞瘤。乔布斯是不幸的，胰腺癌是癌症中的"王中王"，生存期短，死亡率高。乔布斯又是很幸运的，恶性胰岛细胞瘤是胰腺癌中的特殊类型，生长缓慢，发现得又早，在肿瘤扩散之前进行大范围的手术切除是有救的。然而，乔布斯是个傲慢、孤僻、倔强、偏执的"伟人"，他坚决拒绝医生切开他的身体，自作聪明地决定了他的治疗方案：严格素食，摄入大量新鲜胡萝卜和果汁，辅以针刺疗法。加州南部一个自然疗法的医生给予乔布斯各种草药，辅以洗肠、水疗等。乔帮主有时也会采用互联网上提供的疗法，甚至尝试吃马粪、请灵媒等稀奇古怪的手段。

这个阶段的乔布斯与我国众多大爷大妈一样愚昧，使用自认为的"灵丹妙药"使劲折腾了九个月。不幸的是，2004 年 7 月，胰腺肿瘤长大了，并且扩散转移到肝脏。乔布斯不得不接受正规医生的治疗，于 7 月 31 日进行了手术。然而，由于九个月的延误，斯坦福大学技艺高超的外科专家只能进行局部切除术，并没有能完成 Whipple 手术（胰十二指肠切除术，标准的胰腺癌的根治性手术），也就是说，部分肿瘤还留在乔布斯的体内。随后的数年中，乔布斯不断与病魔争夺时间，他进行了靶向治疗、放射治疗、肝脏移植等各种治疗。治病的间歇，他专注于工作，不断推陈进新：iPod、iTunes、iMac、iPhone，直至 2010 年 iPad 横空出世。2011 年，乔布斯发布了关于 iCloud、iTV 的伟大构想，计划用十年时间完成这一宏图大业，但是病魔却终止了他的脚步！

我是一位外科医生，尤其对胰腺手术情有独钟。2002年 5 月，皮肤科的 K 医生为她母亲体检，也无意中发现了一个 1cm 大小的胰腺肿瘤。（这位老太太 65 岁，每天运动，是常州老年自行车队主力干将，看上去生龙活虎）。K 医生极不忍心让外表看来身强体健的母亲"开膛破肚"，更不能接受我要切除其"胃、十二指肠、胆囊、胆总管、胰腺、空肠"的宏大手术计划，涕泪横流地逃出我的诊室。第二天，K 医生又来了："秦医生，我相信你！我爸妈也相信你！虽然我们坚决反对切除那么多脏器，但是如果你认为要切，那就拜托你了！"手术当天，K 医生的闺蜜 L 医生来到手术台边，告诉我 K 医生一直在哭泣，希望我尽量做局部切除，但是最终决定权交给我。同事的无限信任，给了我勇气和力量。我"残忍地"为老太进行了大范围的手术切除（Whipple 手术），病理切片显示为恶性胰岛细胞瘤，与乔布斯的病一样。

十五年后的今天，"聪明"的 K 老太，在阳光下快乐地摆弄着 iPhone，而"愚蠢"的乔帮主却早已含恨而去……

和斯坦福大学的外科专家相比，我可不敢说自己技高一筹，但就这个类似的病例而言，K 老太给我增加了一个叫"信任"的法码，所以成功的天平倾向了我。患者的信任是让医生能放下包袱尽情施展手脚的根本保障，这是我行医三十余年的最真切的体会！

【备注】

文中"笃信如一，健康如初"的英文翻译"Stay trustful, stay healthy！"为作者自己翻译编写。

亮剑方为真豪杰 放手如何不丈夫

2017.4.21

《圣经》云："凡事皆有定期，天下万物都有定时，生有时，死有时。"西方人更容易谈论死亡，而在我们东方人的生死观里，死亡一向都是一个避讳的话题。虽然孔子曰："未知生，焉知死？"然而作为一名医生，我深知通向死亡之路数不胜数，能让人们各自退却离去，而肿瘤便是其中一条。

肿瘤的发病率和死亡率之高已成为不争的事实，恶性肿瘤悄然跃居中国城市居民死因第一位，在农村居民死因中位居第二，且近年来还在直线上升。在这样的情况下，说好听的，这是施展才能的舞台；这是提供战斗的战场。我们的医生们都很敬业，就像李云龙看到了亮剑机会：外科医生举着刀、内科医生捧着药、放疗科医生拿着射线，还有很多特种部队持有分子靶向等秘密武器，纷纷冲上阵去，一时间，战场上血肉横飞、哀鸿遍野，外加众多游击队、土匪帮扛着大刀长矛一哄而上，整个肿瘤战场上是一片混乱。战争结束后，大家迫不及待地清点战场、盘点战果，三年生存率怎么样、五年生存率怎么样、十年生存率怎么样、无瘤生存期、中位数如何？因为生存率越高，SCI论文的分值就越高。

我们将所有的关注点都集中在肿瘤患者生存率这一数字上，大部分学术论文都在探讨如何提高肿瘤患者生命的数量。那么，谁又来关注他们生命的质量呢？他们的三年、五年、十年是快乐地生活、工作、学习、与家人团聚？还是要躺在床上，身上插满各种各样的管子，被挂在维持生命的机器上苟延残喘、度日如年、生不如死呢？

上世纪50年代初，科学大师爱因斯坦面对科学技术的突飞猛进，曾忧心忡忡地指出："这是一个手段日臻完善，但目标日趋紊乱的时代。"这句话再贴切不过地描述了当前肿瘤治疗的困境：生命的长度与质量，孰轻孰重？

在回答这个问题之前，我先给大家讲三则故事：

第一则：据报道，巴金先生晚年身患恶性间皮细胞瘤。在巴老生命最后的十多年里，大多数时间都是在医院里度过的。因为生存质量太差，"勉强"活着令他倍感艰辛，他不止一次地说："长寿是对我的折磨。"

第二则：浙江大学医学院博士陈作兵，得知父亲身患晚期恶性肿瘤后，没有选择让父亲在医院进行放疗化疗，而是决定让他安享最后的人生，回到家乡度过了最后一个春节，吃了最后一次团圆饭，他给孩子们的红包从50元变成了200元，还拍了一张又一张笑得像老菊花的全家福。最后，父亲带着安详的微笑走了。

第三则：兰迪·鲍许（Randy Pausch），美国卡内基·梅隆大学教授，2006年被诊断为胰腺癌。但他积极地投身到抗癌大战中，从费城前往巴尔的摩，在约翰霍普金斯大学进行手术，然后南下德克萨斯在MD安德森癌症中心进行化疗。世上最强的两大医学中心联合出击，然而并没有阻止癌症前进的脚步，2007年8月他被确诊肝转移，预期寿命仅为3~6个月。当时，他正值壮年（46岁），外表看起来身强体健、精力充沛，与癌症缠斗的资本还很充足。然而他毅然放弃治疗，为实现童年的梦想，去开启生命的旅程。9月，他在母校做了《最后的演讲》，讲述如何"继续快乐的生活"，随后在美国各地巡回演讲，为胰腺癌患者募集资金，奇迹般地又生活了10个月。

故事的意义显而易见，我的答案也毋庸置疑：生命的质量和生命的长度同等重要。医学伦理上有句名言："无限制的延长没有质量的生命，是一种不道德的行为。"一名优秀的肿瘤医生不仅应是手握武器的战士，也应是手捧圣经的牧师，更应是口中颂着心经、心中怀着悲悯的大师。但愿"大师"的队伍愈加壮大，在延长肿瘤患者生命长度的同时，帮助其减轻生理和心理上的痛苦，让生命完满且更有尊严。

第四章

医 患 沟 通

权威的话也不要盲从

2010.1.23

前几日来一病患，肝脏上长了一个十多 cm 的肿瘤，在我眼里并不算很大。位置不太好，与第二肝门紧贴，压迫肝中静脉，有点难度，但应该也能切除。但是，该患者已去过上海一著名医院，找了一权威医师就治，居然无功而返？这权威的本事我了解，绝对比我高，这是为什么呢？是不是我对病情的判断有误呢？

按常理，我不宜冒险接手这样的病人。但是，如果其他医生也这么想，会不会延误病情呢？考虑再三，尤其是反复研究病情后，我认为手术还是能做的，权威可能是因为医疗外的因素才放弃手术的。

昨天上午手术，操作完全按术前设计的顺利进行，也无需输血。目前病人情况良好。

所以说，权威的话要重视，但也不要盲从。

外科的神奇——变不可能为可能

己丑年腊月廿八（2010.2.12）

据传说，上个世纪八十年代，国外有一家报纸，在评选谁是最幸福的人，向广大的民众征集答案，然后还组织了一个专家组，来做最后排序。他们选出了三种人，第一个是给孩子刚刚洗完澡的妈妈，怀抱着自己孩子的时刻。第二种人是刚做完了手术的外科医生，看到病人的时刻。第三种是一个孩子，在一个沙滩上筑起了一个城堡，他看着自己的作品端详的时刻。

按照"这一国际惯例"，我这个时常开刀的外科医生似乎应该天天生活在幸福快乐中。然而，事实绝非如此，外科手术具有高风险和高度不确定性，名医张孝骞要求外科医生在手术时要："如履薄冰，如临深渊"。高度紧张的外科医生在手术结束后往往筋疲力尽，何来幸福可言？加之现在医疗保障体制不完善，医患关系紧张，一旦手术效果不理想，就有可能引发医疗纠纷，所以手术后的外科医生多的是如释重负，少的是欢欣鼓舞。也所以现在外科医生多的是明哲保身，少的是锐意进取。

然而，就在这个月，我体会到了外科医生的真正的幸福。这幸福当然来自于手术。

先是一位朋友的妻子患了腹腔肿瘤，肿瘤广泛生长，甚至长进了大血管中，血流不畅，导致下肢肿胀才被发现，上海肿瘤医院和上海中山医院都宣判"晚期恶性肿瘤，无法手术，来日无多"。友妻年富力强，工作优秀，家庭和睦，被公认为"上得了厅堂、下得了厨房"。友人天天以泪洗面。在悲伤的压力和希望的动力下，朋友让我放手一搏。于是，我们就在常州给她动了手术，虽然手术非常困难，但是我们不光成功切除了所有肿瘤，包括血管中的瘤栓，还保住了她的大腿。冲破了上海两大医院的魔咒，在场的医护人员都很高兴，只是想到她年纪轻轻，就得晚期恶性肿瘤，总是美中不足。手术后四天，更大的幸福从天而降，病理切片显示，肿瘤是良性的！全国非常罕见的良性肿瘤！

生与死真是浪花的两个面，就在转瞬之间。变不可能为可能，这是外科的神奇！

一周后，另一朋友电话就诊，说上腹不适，我简单询问之后劝其来院检查，因为人到中年，工作压力大，外邪易于入侵，而自我又容易疏忽，许多卓越人才英年早逝多源于此。第二天胃镜检查显示胃内有一 2cm 大小的溃疡，病理切片显示有癌变可能，我们立即为其施行了手术，术后的病理切片显示癌细胞位于胃黏膜内，医学上称为原位癌。胃癌一般分为 Ⅰ、Ⅱ、Ⅲ、Ⅳ 四期，Ⅰ期是早期胃癌，Ⅱ期为中期胃癌，Ⅲ期和Ⅳ期为晚期，原位癌为早期的早期，特称为 0 期胃癌。可以想象，在这年关将近之际，世事繁杂，若非我力劝就医，我友的胃癌定在觥筹交错中茁壮成长，假以数月，恐怕癌细胞已从星星之火成燎原之势。手到病除只是医生的基本要求，防微杜渐才是医生的真正职责。

一个月中，两次手术，一次神奇，一次敏捷，让我体会到了一个外科医生的真正幸福。

马上我又要去做个手术，一个年轻小伙子，胰腺上长了个巨大肿瘤，但愿我们今天的努力能让他解除病痛，能让他的家人过上一个"欢乐祥和"的春节。

店家与客人的辩证关系

2010.2.20

大年初七，上班第一天，祝大家新年快乐、万事如意！今年过得不安稳，主要是老有人找我看病，年三夜四，找上门的都是万不得已，即使打乱自己的计划也要接待，此所谓来的都是客，都比我这个店家大。

不过今年有点怪，来了好几个上海大医院回头的病人，有一个患者甚至在大年三十晚上六点要求住院，我也只能辛苦病房的丫头小伙放弃年夜饭加班加点工作了。虽然我们的水平也不低，但总比不过上海吧，那么多病人为什么转投我们呢？大概是上海是医院大、教授大、病人来源多，所以一些病人就有可能因为各种各样的原因被拒之门外了。此所谓店大欺客！

店大？客大？希望各位不幸的患者选择医院时莫忘店家与客人之间的辩证关系，以免雪上加霜！

渡尽劫波话荤素 相逢一刀泯生死
——为老和尚治病有感

2010.4.15

自东汉以降，佛教文化与中华文明交替前行，既有融会贯通，深入人心盛况，又历经三武一宗灭佛浩劫，呈现"北地僧尼悉遭诛杀，佛像经典无复遗存"惨相，正所谓"南朝四百八十寺，多少楼台烟雨中？"

到如今，人类面临着前所未有的危机：环境污染、生态失衡、能源匮乏、瘟疫流行、种族屠杀、恐怖活动、金融危机、信仰缺失……据总结，这些都是自私自利、唯利是图为核心的"物欲文化"所致，最好的根除方法是弘扬佛法："勤修戒定慧，熄灭贪嗔痴"。所以，近年来佛教的地位又空前高涨。水涨船高，和尚的地位也像芝麻开花。关于这一点，前阶段为一老和尚治病，稍得体会，略有感触，现捡其一二。

一、出家和行政级别：和尚手术前，来了一批领导，有区里的、市里的，还有从省里赶来的，除关心病情外，还要决定是否同意医院方面的治疗方案，据说老和尚有一些行政级别，应该称为大和尚。和尚有行政级别古已有之，明朝姚广孝就是六品官员兼崇国寺方丈。到了现代，凡单位都和行政级别挂钩，前中国佛教协会会长赵朴初居士就是全国政协副主席，国家领导人级别。但在我这俗家人看来，出家人四大皆空，何来大小之分，行政级别更是身外之物，所以根据年龄称其为老和尚而非大和尚。

二、吃素与健康：都说富贵病的罪魁祸首是贪吃"垃圾食品"，你看高血压、高血脂、高血糖、大肠癌……那个病不和脂肪有关？有人信誓旦旦：只要吃得正确，我们就能"把吃出来的病吃回去！"。自梁武帝以来，信奉汉传佛教的和尚们应当是吃得最健康的，终年素食，自我加压者还过午不食。加之起早摸黑，诵经坐禅。慈眉善目的大和尚就像长生不老的偶像，引无数挣够钱的大款出够名的明星争先恐后挤入善男信女的光荣行列。

这老和尚吃素历史也足够悠久了，但是高血压和动脉粥样硬化的魔爪照样牢牢地抓住他，还得了凡夫俗子们常得的病——大肠癌。唉，都说肠癌是肥肉惹的祸，没想到青菜豆腐也会惹祸！所以凡事有度，过犹不及！

三、输血和吃肉：老和尚的大肠癌肿瘤已有拳头般大，堵塞肠道引起肠梗阻，必须马上开刀，但是由于老和尚长期吃素，没有动物蛋白补充，出现了严重的营养不良和低蛋白血症，无法耐受手术。不手术死路一条，手术九死一生，怎么办？孤注一掷，我们紧急为老和尚做了大肠癌根治手术。手术后第三天出现脑梗死，治疗脑梗死又引发了心功能衰竭，进而引起休克、肾衰竭、消化道大出血、肺部感染、切口裂开……经全力抢救，老和尚终于在术后二十三天走出了医院。治疗期间我们给老和尚输注了大量的白蛋白和新鲜血液，不知道这血液和蛋白与吃肉相比哪个罪孽更深重？

佛说生和死是一朵浪花的两个面，翻过来是生，翻过去是死，生即死、死即生。生死都看破了，何在乎荤素？

佛家是"慈悲为本，方便为门"，主张适可而止。好好对待自己的身体，方便医生看病，应该也可算慈悲的一种吧。佛祖释迦牟尼别人供养什么就吃什么，并没有强调吃素，信奉佛祖后生晚辈们何必执著？

病人的信任——白大褂

2010.7.12

医院刚搬家，新的地盘、新的人员、新的设备、新的流程……万象更新！众同事喜笑颜开。

有喜必有忧！这最主要的体现是有点乱：病人找不到诊室、医生找不到药品……于是乎，全院上下总动员，所有"闲杂人员"均投入一线，以便"排忧解难、答疑解惑"。

上周末临下班前，我破例未穿白大褂，游弋至总服务台，见年轻美丽的导医小姑娘正在为一小年轻解读肝功能指数，估计小姑娘从医时日较短，其解读离正解尚有一段距离，我越听越不顺耳，遂走上前去：

"小伙子，来，我给你看看！"

"不！"

"我帮你解释一下！"

"不！我已经很清楚了！"

小伙子断然拒绝，留给我的只是倔强、青涩的背影。

惘然之余，我幡然醒悟，小伙子"厚此薄彼"的原因绝非是我长相不及小姑娘漂亮，完全是因为我缺了姑娘身上的一件外衣——白大褂。这件外衣给了小伙子信任感！

　　是啊，作为一个医务人员，其身上所着的白大褂，不仅仅是一个人仪表、修养的体现。它更维系着病人的信任，医院的品牌。

　　其实，小到每个人，大到每个单位、公司，都有一件有形无形的外衣，由平时点点滴滴编织而成，在不了解内情的芸芸众生眼中，这外衣显示的是你的形象、你的品质、你的信誉。

　　珍惜外衣！

良医：功夫在"刀"外

2010.8.18

昨傍晚，去病房晚查房，在走廊上遇一病人，怯生生地说："医生，我怎么吃下去有点撑？开刀这么久，怎么还不好啊？"

我一看，这是一个胰头癌的病人，在十天前做的手术，切除胰头肿瘤及十二指肠等六个脏器，其中包括半个胃，术后一般会放上胃管、肠内营养管、腹腔引流管等。许多病人在术后十天左右还插着胃管躺在床上呢。这个病人术后十天，身上所有管子都已拔除，且能在走廊上溜达，在我们医生看来是恢复得极其顺利，然而病人却仅仅因为吃饭没有手术前那么顺畅而耿耿于怀。

我知道每一个身患疾病的人，都希望尽快康复。事实上不同的疾病恢复的一个过程也不一样，而且也不是所有的疾病都能完全康复并治愈的。正如那位胰头癌的病人，在我们医生看来恢复得挺快，而患者本人却感到很不满意！为什么呢？

在与他的进一步交流中，我内心不由地掠过些许惊讶，一个接受了巨大而艰苦手术的病人对医学常识几乎一无所知，与文盲无异。

于是，我将病人带到办公室，给他详细地作了解释，直到他露出满意地神情。

看着病人离去的背景，我的内心却有些沮丧，在我们这个三级甲等医院住院半个月的病人，经过了护士、住院医师、主治医师、主任医师多道关卡，居然没有受到一点医学知识的普及和教育，说明明文规定的医患沟通制度还很不到位。我相信这些医生护士都或多或少地与病人沟通过，只是没有深入其心。殊不知良好的医患关系是建立在相互沟通与相互信任的基础上的，没有充分的沟通，只会加剧医患矛盾，引起不必要的纠纷。

希波克拉底曾说医生有三个宝：语言、药物和针刀。由此可见，语言在医生治病过程中的作用是何等重要。而中华医学会有关调查分析（80％医疗纠纷与医患沟通不到位有关，只有不到20％的案例与医疗技术有关）也充分说明了医患沟通在整个医疗服务当中的重要性。

我想，在我们接待每一个病人的过程中，只要我们怀有"见彼苦恼，若己有之"的感同身受，就能体察到患者由于疾病和心理上的负担而产生的不安神情。那么我们适时地提上一句温暖的问候，一个亲切的眼神。我们得到的必定是患者的信赖和尊敬！

　　所以一个优秀的外科医生，除了有优良的"刀"功外，还必须具有良好的表达能力，可以通俗易懂地将病情解释清楚，以便病人认可医生采用的医疗措施，全力配合医护人员。

　　良医功夫在"刀"外。

一剂良药——医生的耐心解释

2011.1.14

前天查房，查到一位 73 岁的老太太，一脸的愁容。老人是胆管阻塞不通住院的，按理应该开刀，床位医生汇报：老太太认为自己年龄太大，坚决不同意开刀。

其实老太太 5 年前就发病了，当时检查发现十二指肠增厚导致胆管流通不畅。此种状况就好比三门峡处泥沙堆积导致黄河上游洪水泛滥，渭河倒灌。5 年来，"泥沙"堆积是越来越重，老人的胆道近乎堵塞，疏通刻不容缓，否则……于是我专门找老人进行了沟通。

"老太太，你胆管下面堵死了，要开刀疏通一下！"

"不，我年龄大了，过了年就 74 岁了，开不起了！"

"时代不同了，医疗条件好了，年龄不是问题，你不妨去了解一下，55 床的一个病人 81 岁了，昨天才开的！"

"他病轻，我病重哇！"

"不，他是肝癌复发，开第二刀了，比你重多了！"

"个别现象哇！"

"不少哇，前几月还有一个85岁的老干部开肝脏，隔壁房间还有一个老太87岁也开大刀，我们还做过一些90多岁高龄老人的手术！"

"那是不是要切掉很多器官？肠啊，胃啊，脾啊……人还能活吗？"

"脾脏肯定不用切除啊，具体手术范围要具体分析，反正手术拖得越晚，问题就越重，要切除的脏器就越多！"

"那我到底要切哪些呀？能不能不切啊？"

"老太太，你的CT是半年前的，让我们再做一些检查，然后来决定好吗？"

"好的，好的！如果要开刀一定要请你动刀啊！"老人的脸上展现出入院以来最为舒心的笑容。

"好的，一言为定！"我微笑着与老人道别。

喧嚣尘世，繁忙生活，受约束的是生命，不受约束的是心情，而患者的心情与医生是密不可分的。当患者在医生面前絮絮叨叨地诉说症状、讲述痛苦时，医生的耐心倾诉便是对患者最大的安慰和支持，医生与患者间的坦诚交流更能获得患者的信任和他们那"以生命相托"的"心存感激"。

要做好一个医生，沟通无极限！

龙年初一　重返天堂

2011.2.3

今天是壬辰年正月初一，按外科医生的习惯，我一早去查房。几个重病人都比较平稳，让我放心不少。

7床是一位溧阳来的老太太，十三年前在北京某著名大医院进行胆囊切除术，十三年来腹痛反反复复，迁延不愈。辗转北京上海多家医院，做过多种治疗，疗效不佳，痛苦不堪。

小年夜，我们为她重做了一次手术，结果发现病情很简单，只不过上次切胆囊时没有切彻底，留下一个2cm的小胆囊，内有小结石，引发胆管炎，导致病情反复。我们花了30分钟，就解决了她十三年的痛苦。

今天是术后第二天，老太太特阳光，笑眯眯地说着平凡却深深感动我的话语："BJ的医院是地狱，医生护士很难见到、态度恶劣！你们这里是天堂！"

胆囊切除手术并不复杂，主治医生就能胜任。然而，一个医生偶尔的疏忽却能把人送入地狱，几个医务人员热情的服务又能让她重返天堂！

一位八旬老人的二十五年求医路

2011.5.22

去年的一个星期四上午，我照例门诊，临下班前，来了一位老者。

"秦医生，你好！还认识我吗？"

我抬头一看，清瘦的面庞，苍老的容颜，似曾相识。

"唔……您是？"我的大脑如同 X 光机般地扫描起来。

"我是 ZX 呀！"

ZX，哦！一个记忆深刻的名字，我怎么会忘呢！

那是上世纪八十年代中，我刚刚穿上白大褂。病区来了一个胆囊结石病人，这本是一个极普通的手术，谁知病人在做了胆囊切除术几天后，因为胆管坏死又开了第二刀。后来反复发炎、黄疸又开刀，最后请了上海教授来，放了一根"U"形橡胶管，一头通过肝脏，另一头通过胆道引出体外，反复拉移管子，清洗换药，历时一年半才出院。

那时候我刚出校门，临床经验匮乏，加上又不是我的床位，没机会上手术台亲临体验，教科书上也没有介绍"U"形管，所以，病人住院一年半，我始终没搞清楚病情，就像只知 1+1=2 的幼稚园学生，根本看不懂大学中的积分微积分一样，只觉医学的高深和自己的恍惚。

二十多年中，我一直没有再见到这个病人，但常常想起他，尤其随着我对胆道复杂性的不断了解，每每遇到相类似的病例时，他总会出现在我脑海，像一个善意的老师，谆谆教导我手术注意事项。

我料想这二十多年，他应该过的不平静，胆管炎会不断骚扰他，并且越来越重。经过检查，Z 老先生的胆道果然已经堵塞，所以，才会不断腹痛、发热、黄疸。

经过几天消炎利胆治疗后，Z 先生病情缓解了。但是这仅仅是表面现象，好比近乎堵塞的下水道，用"皮老虎"吸一下，看似畅通却不能最终解决问题，唯有机械疏通，甚至需要撬开地砖重排管道。Z 先生对手术非常惧怕，选择出院休养。

近一年来，Z 先生来找我的次数越来越频繁，医院几进几出，最近因为每 4~5 天就发热不得不又住院了。

核磁共振检查显示他的胆总管不通并已累及上游的左右肝管及分支。由于左右肝管生长在肝组织中，手术中打通左右肝管是非常困难的。若手术只解决处在肝外的胆总管，短期内可以解决问题，但不久的将来，他必然会旧病复发。彻底打开左右肝管是解除病人痛苦、挽救病人生命的唯一途径，但这样的手术风险实在太大。怎么办？何况早期的手术并非我开，有必要为他冒险吗？

我犹豫不决……

一个79岁的耄耋老人，反复多次手术，二十五年的腹腔炎症，能大动干戈吗？手术发生意外怎么办？

但是，Z先生已患疾病二十五年余，还能让他再拖下去吗？难道就让他听天由命！

对于一个生命，我们将如何做出抉择。这是我从医二十多年来，面对过的很多次艰难选择，这一次，难上加难。

我不是一个明哲保身的人，我将我的想法与老人以及他的亲属进行了沟通，他们的信任给了我信心。前天，我果断地站在手术台上，打开Z先生腹腔，里面广泛粘连，我先在杂乱无章中慢慢理出头绪，然后决然地切除

肝胆外科行医手记

肝方叶，从而充分地暴露出狭窄的左肝管、右肝管及其二级分支，将狭窄至几乎不通的肝管逐级切开，整形至3CM，清除干净肝内的结石，再用小肠与肝管做了一个3CM 的大口径吻合口。这是我准备的五套手术方案中最彻底的一套。

手术很顺利，无需输血，昨天，我去查房，老人笑眯眯。但愿这次手术能使老人恢复健康，安享晚年。

特殊礼物——一棵酸菜

写于壬辰年春月（2012.3）

从走进神圣医学殿堂的那天起，老师就教育我做一名合格医生所必须恪守的职业道德，于是，从实习医生、住院医生再到现在的主任医师、教授，一路走来，救人无数，每次面对病人送来的红包和物品，我始终牢记着老师的教诲，常常予以拒绝。然而是否就能说我是个不拿"一针一线"的好医生呢。不，我还真收过不少病人送来的特殊"礼物"。其中印象最深的是一棵酸菜。

那还是 2003 年年底的事了。

九年前的一个夏天，我刚从美国学习回来，上班没几天，一位个头不高，干净利索，面带微笑的老太太找到我："秦医生，我要请你开刀！"。这是一位来自东北的老人，年过六旬，半年前因为全身发黄发痒就医，诊断为胆管癌，当时由我科室一位老资格的主任医师主刀，手术中发现肿瘤较大，已无法切除，预计寿命只有 6 个月 ~1 年，就采用了姑息治疗，也就是在胆管中放入一根橡皮管，将胆汁引流到体外（类似于黑熊取胆汁）。这方法虽然暂时延缓了老人的病痛，但给老人的生活带来了极大的不便，老太太希望医生能把管子拔掉，于是她一次次地找到医生，医生当然不会拔掉她的"救命管"。半年来，她几乎绝望了。当她得知我刚从美国回来后，再次燃起了希望之光。老太太对我说："秦医生，我知道自己得了癌症，这病治不了。但我也不想过这种插着管子的生活，你从美国回来，一定有好办法的，救救我吧！"

老太太不知道，她这个合理化的要求给我出了一个非常大的难题。首先，她是老主任的病人，按规矩，我可以关心可以帮忙但是不能直接插手的。其次，半年前的癌症病人，当时无法切除。如果我再去手术，合适吗？如果我也切不了，岂不落得笑柄。如果我切除了肿瘤，岂不是让老主任难堪，每天又在同一个办公室，以后怎么共事？再次，一个已判定为晚期的胆管癌，谁知半年后病情发生了怎样的变化，万一手术台上大出血怎么办？下不了手术台怎么办？

我理所当然地拒绝了她："老太太，你还是去找为你

特殊的礼物——一颗酸菜

手术的医生吧，他是位很有经验很有才华的老专家"，老太太悻悻然地走了。

第二天、第三天执著的老人一次又一次找到我，近乎哀求的口气："秦医生，你帮帮我吧，我情愿死在手术台上也不要过这种带着管子的日子！"

望着老人痛不欲生的神情，我再也不忍拒绝。

于是乎，我冒着职场大忌从老主任手中"抢"了这个病人，通过复查ＣＴ、ＭＲＩ后，我为老太太制订了周密的手术方案。先给老太太做了一个短期放疗，一个月后进行了手术，尽管手术比我预想的还要复杂，但我凭着强烈的使命感，克服困难，顺利为老人切除了肿瘤。

那年的年底，老太太再次来到我的办公室，依然是一脸可亲的笑容。随之一起来的，还有一棵她亲手腌制的酸菜。她说礼物虽小，那是她的谢意。是啊，一棵小小的酸菜，深藏着的是老人浓浓的心意，我怎么能拒绝呢！

一年又一年，老太太无一例外地带着酸菜来看我，自喻："老翠花，上酸菜！"第六年，老太太安详地走了。

一棵酸菜，不仅饱蘸老人的深情，更承载着老人的健康。我多么希望能多收一点这样的礼物啊。

主啊 要说爱你不容易

2012.9.15

几十年来，我对主耶稣的看法有着漫长曲折的演变过程。

上中学时，开始接触物理化学，慢慢认识自然科学，发现村上很多人念阿弥陀佛、信耶稣，真愚昧！但是，大人不听我这小孩子劝说，为了捍卫科学，我便经常在信徒做礼拜时把收音机音量开到最大，以致干扰。

大学学医，认识了细胞、骨骼、血管、神经，知道了电生理，了解了生命过程，更加重了我对宗教的反感，认为一切宗教都是迷信，胡说八道害人害民，都应该扫进垃圾堆！

工作后，做外科医生，凭手术刀治病，随着治愈病例数量的增加，对宗教的藐视与日俱增，对耶稣菩萨们嗤之以鼻，还经常嘲笑讽刺挖苦那些有信仰的病友。

1993 年，父亲脑溢血，我拼尽现代医学技术却无法回天。葬礼上，我对吹拉弹唱的道士极其反感。"医学尚无能，念经有何用！走！走！赶快走！"，道士却岿然不动。"他们不走，我走！"我走得比踩着风火轮还快，"磕头跪拜有屁用，你们去闹吧！"伤透了母亲的心！

随着我从小医生渐渐长大，发现医学能解决的只是人类的生理疾病，疾病所带来的心理痛苦、家庭压力、社会矛盾却非医学能解决，尤其是遇到恶性病、慢性病、晚期病等治不好的病时更甚。宗教虽非万能，却能安抚病人、安慰家人、安定社会！最好每个重病人都有宗教信仰，于是经常主动劝导病人去烧烧香、念念经，有时候不像医生像牧师！

前年，我的姐夫病了，晚期肿瘤，手术后暂时缓解。今年春节前，肿瘤复发并骨转移，我立即三管齐下，内镜下放支架以解除黄疸，注射抑制骨转移的药物，口服国际最新推出抑癌新药。三板斧起效，病情迅速缓解，姐夫表面上像正常人了，我们终于过了个"欢乐祥和"的春节。

有人劝我姐夫信教，征求我意见，我支持！认为这样可以平和心态稳定情绪，唯一要求："上帝创造万物，也创造了药！吃药信教两不误"。开始2个月，病情很稳定。信徒们一致公认，主耶稣真伟大，热爱子民，拯救沉疴，创造奇迹！

慢慢地，我听不到姐夫的病情和治疗状态了，姐姐姐夫也不跟我沟通了，依稀仿佛听说有几个省的教友们（包括台湾省）献爱心做法会，已把姐夫的病彻底治好了，不需要吃药了，再吃药是对主耶稣的不信任不尊重，必定降低效果！

我苦劝再三，无效！

姐夫的病终于越来越重，我这个有着丰富经验的医生却只能干着急！就连肿瘤疼痛的缓解措施都没法去实施。

今天，外甥来电，姐夫吃啥吐啥，我说："不能吃任何东西了，赶快去医院吧！""耶稣说了，要吃，吃了东西，病才会好！"阿门，家乡的基督徒掌握着很多"耶稣看病的方法"，现在的方法就是任由病人呕吐以尽量排除体内的毒素，毒素排干净了，病就好了！

忽然想起，主耶稣说，你们都是我的羔羊！是啊，信徒都是羔羊，羔羊是没有方向感的，出门、去草地、回家，全靠牧羊人领路！上帝最近大概太忙了，任由我家乡的那群迷途羔羊四处碰壁！

主啊！要说爱你不容易！

大江东去 盼顾生情

2012.10.1

姐夫比我大十三岁，浓眉大眼英俊潇洒，颇有恩来总理之风骨。我大姐结婚时我还小，依稀有当新娘舅坐在主位饱吃了几顿的印象。

姐夫不是小学文化就是初中，当时我家农村的男孩子大概都只有这点文化，估计我姐夫比较努力，很快脱颖而出当了农技员（我父亲是生产队长），后来就成为了我姐夫。

小时候，我常在姐夫家里，姐夫对我很宠爱。那时候，农村穷，为补贴家用，姐夫去上海学了一门手艺——雕花，就是在各种各样的木板上雕刻上花鸟鱼虫，这既是个体力活更是个技术活，姐夫的手很巧，产品很受欢迎。我老是围着姐夫转来转去，看着他使用大大小小几十种刀把一块块木板神话般地变成艺术品。

雕花需要大量的时间，由于生产队里劳动任务重，姐夫只能起早摸黑，经常做到半夜，锯斧之声不绝于耳，自然也影响了邻里的休息。为此，邻里经常发生摩擦，要来割这个"资本主义的尾巴"，吵吵闹闹，坚持了很多年。

改革开放初，我家乡先刮起了养地鳖虫之风，姐夫很快放弃了利润菲薄的雕花活，改养地鳖虫。几年后，十里八乡家家户户都有了虫房，地鳖虫大量滞销，姐夫又走南闯北，去推销地鳖虫。自家的虫销完后，就收购别人家的，再去贩卖，自学成才，成了一个商人。

我在姐夫培养下也做过商人，那是在我高中阶段的暑假里，先在农村收好西瓜，再坐船或坐拖拉机去城里卖，就在脚下，我一步一步地熟悉了苏州无锡常熟张家港。

1983 年，我考上大学，离开了商人行列。姐夫的地鳖虫生意也做不下去了，他开始跑小化工开小工厂，后来倒腾煤炭，做煤炭小老板。一年又一年，外甥女长大了结婚了养孩子了，外甥大学毕业了买房子了结婚了……日子慢慢好过了，姐夫终于也好松口气了。

天不遂愿，前年，姐夫胃痛，胃镜确诊胃癌，手术发现癌肿巨大，已穿胃壁，周围淋巴结转移，按国际标准，属于晚期。我尽最大努力手术，切除肿瘤清扫腹腔，反复设计吻合口，以保证术后能尽快正常进食。术后一周，姐夫吃饭已基本正常，他自以为病好了。我不忍心去捅破这个肥皂泡，却不得不狠下心来安排他去了肿瘤科做化疗。去年底，肿瘤复发，我又做了应急措施，暂时缓解了病情。这一次，我斗不过病魔了，三局二胜，我胜了二局却输了全局！

在生命的最后阶段，姐夫信了基督，此去天堂，一路走好！

估计我这个顽固分子这辈子是不可能信基督的了，也就没机会在天堂或者什么地方再见到姐夫了，呜呼！

大江东去，姐夫顾大东先生昨日仙逝，吾辗转不能寐，特作此文以志纪念！

医生的六脉神剑

2016.5.20

我为了避免暴殄天物，还是先来复习一下大理国王子段誉的"光辉事迹"吧。段公子看家武功称为六脉神剑，分别是少商、商阳、中冲、关冲、少冲、少泽六剑，施展时威力奇大、锋锐无伦。但是，众所周知，要使六脉神剑发挥其威力，光有招式没用，必须配以内功，内力越深厚者发挥越强。纵观段誉一生，自滇南到漠北一路北行，其武功大略可为三个阶段，显现三个不同层次。

段公子初出江湖，无量山结识钟灵、木婉清，天龙寺偶学六脉神剑，被鸠摩智掳到水乡江南，游走燕子坞，情动曼陀山庄，豪饮松鹤楼，闯荡灵鹫宫……此阶段段公子虽熟知神剑剑谱，但内功粗浅，剑术难以发挥，有时精巧，有时笨拙，偶尔灵光，大部分时候比划了半天，却不灵光，此为第一层次。段公子为此吃尽苦头，多次差点丢了小命。

段公子跟随女神王美眉芳踪，离开江南北上中原，在少林寺大战慕容复，激愤于爱情亲情，得益于萧峰指点，茅塞顿开，初步领会六脉神剑真谛，专心运用一路少商剑法，把慕容复打得落花流水，跨入一流高手行列，此为第二层次。自此，段公子登堂入室，六脉神剑行云流水，指东打西，灵光的次数远多于不灵。然而终究未臻化境，仍被火焰刀砍伤。

段公子继续北上，来到贺兰山下西夏王国，陷入枯井污泥中，因祸得福搞定女神王语嫣，更吸尽大轮明王内力，内功猛增一倍，武功突飞猛进，终成绝顶高手，类似于神仙人物，此为第三层次。从此以后，段公子纵横四海，先从宁夏杀回大理，登基大理王，再从云南杀到辽东，所向披靡，生擒辽帝耶律洪基，签订"辽宋和平条约"，成就千秋伟业。

言归正传，现在要揭晓的秘密就是：医生好似"武林中人"，天天操练六脉神剑！

此话怎讲？且以治疗肿瘤为例吧。医生的六脉神剑就是"手术、化疗、放疗、介入治疗、生物治疗、靶向治疗"六式，医生在大学阶段任务就是学习"六脉神剑剑谱"，背得滚瓜烂熟，历经大小考试，过五关斩六将后方能毕业，"出师"行医。从住院医师到主治医师再到主任医师，长年累月，天天操练剑术，日日修炼内功，边练边闯荡江湖边提高"武功"，此为第一层次，称之为医生。有小医生，也有大医生，医术有时笨拙，有时精巧，时灵时不灵。有时候大医生看不好小毛病，有时候小医生也能治好大毛病，既是偶然也是必然。有些医生，或勤勉不够、或机遇不至、或修为不足，穷其一生，始终只能游弋这一层次，山重水复，难以突破。

少数医生虽山重水复仍百折不回，终于拨云见日柳暗花明，内功突飞猛进，六剑之中某剑招可以得心应手，就进入了第二层次，称之为专家，有内科专家、外科专家、肿瘤科专家等等。比如外科专家，可以熟练使用手术刀切除各种肿瘤，"剑招"灵的时候多了，不灵的时候明显少了，肝癌、肺癌、胰腺癌……通通斩于马下。不过，道高一尺、魔高一丈，病魔总比医生高，"神剑"

也有失灵时！此时，不管何地何人，再有地位再有权势再有金钱，如乔布斯、帕瓦罗蒂、梅艳芳、傅彪……之辈，纵使全世界医学专家轮换组合使用"六脉神剑"数百上千遍，依然只能含恨九泉。

除了单个剑招不灵，无法保证一招制敌之外，此层次医生的最大问题是六种剑招不能融会贯通，剑招转换生硬疏漏，甚至还有程咬金式只会三板斧的"医学专家"。专家常常自以为已得六脉神剑真谛，甚至自命不凡、刚愎自用，以至于，各专科医生之间互不信任、互相诋毁现象并不鲜见，圆转融通者更是罕见。所以患者遇到不同的专家往往得到迥然不同的治疗建议，令人无所适从！

第三层次的医学人物内功超强、剑术精妙、转化自然、战无不胜、攻无不克，囊四海、包宇内，吞吐天下，称之为神医。然而这样的人物几乎只能在小说中出现，医生不可能攻无不克包治百病，世界上永远没有神医，只有极少数人中龙凤能突破第二层次，界于二三层之间，姑妄称之为大师。就肿瘤而言，人们对其发生发展尚不真正了解，目前所有的治疗方法不管是物理的刀、化学的药还是生物的"导弹",都不能彻底杀灭肿瘤,最多提高一点杀灭比例罢了。

朋友们,请仔细观察,医生都在使用六脉神剑,内力忽高忽低,招式忽熟忽生,效果忽好忽坏……每个患者都希望找到一位神医,可惜,这是万万不可能的!多找几位专家到是聪明之举,如果你的专家们已经施展浑身解数,请谨记:灵是你幸,不灵你命!

迎接 e-patient　你准备好了吗

2018.7.7

近来，友人妻肺上长了结节，忐忑不安，在我们协调帮助下切除了病灶。手术顺利，是一个早期的肺癌，治疗及时，按说是个不太坏的结果，友人应该稍稍心安才是。然而，昨日见友，发现他比夫人手术前更为烦躁了，甚是不解！

遂试问之：

"兄弟，尊夫人手术可好？"

"好！好！谢谢老兄，贵院医务人员服务周到，技术高超，感激不尽！贵院的 APP 用起来很方便，化验报告等一查便知，又快又准，就是老婆比我先看到，想瞒也瞒不了！"

"是啊，时代在进步，网络技术的使用方便了病人，一定也会带来看病理念与模式的革新，就病人知情权而言，也与国际越来越接轨了！"

"我老婆也是知识分子，比较开明，知道了病情也能接受，就是下一步怎么办呢？要不要化疗呢？"

"化疗的效果因人而异，任何选择相当于一次赌博，医生只能提建议，不能帮你们做决定！"

"关键建议太多了，难以选择啊。我们咨询了上海、南京、常州多个医生，也查询了网络，问了度娘，有说要化疗的，有说不要的，还有……到底该听谁的呢，急死我了。"

是啊，短短的几句话，揭示了一个大转变：e时代下，病人不再是传统的病人，我们迎来的是：e-patient！

传统医疗模式下，医生与病人之间存在着许多不对等，身份差异导致医生和病人地位悬殊，比如医生掌握医学专业知识，而病人往往一无所知，医生更像是顶戴花翎身居高堂的官老爷，病人则是前来击鼓报官的一介布衣，所以决定治疗方案时往往由医生一锤定音，甚至常常听见："到底你是医生还是我是医生？听你的还是听我的？"这样过分强势的语言，几乎剥夺了病人应有的权利。

然而，扑面而来的互联网时代，让病人轻松获得了掌握医学知识的本领，许多病人就诊时往往已经了解了大量的相关知识，有些聪明的爱钻研的病人甚至获取了比医生更全面更新颖的知识，病人某种程度上也成为了专家（expert），拥有（equipped）了与医生平等（equal）的能力（enable），现在医生的诊疗只有在充分讨论并由病人授权（empowered）下才能实施，更有病人还会利用网络进行远程会诊来验证当地医生的诊疗方案。这样的病人，综合 electronic 等多个"e"，总称为 e-patient。

大量 e-patient 的出现，必将带来就医模式的"革命"。在这革命的大潮中，所有抱有观望、犹豫、埋怨的医生必将被大浪淘尽，只有那些勇敢面对形势、紧跟 e 时代的步伐、及时转换思维的医生才能乘风破浪勇立潮头。医生朋友们，你是否能够紧随 e-patient 转变为 e-doctor？用 earnestly（认真）effective（有效）eclectic（综合）的理念武装自己，去迎接这个振奋人心（exciting）的未来！

第五章

医院管理

山不在高、院不在大
——访保罗·布鲁斯医院有感

2009.9.10

保罗·布鲁斯医院 (Hospital Paul Brousse) 坐落在巴黎南郊，是一家公立医院，也是医学院的附属医院，建筑大都为三、四层的小楼，红瓦黄墙，斑驳错落在绿树碧草中，既其貌不扬，又古朴典雅。CHB(Centre Hepato–Biliaire) 是其中的肝胆中心医院，也是整个院区中唯一的一幢镶嵌玻璃幕墙的具有现代化风格的小楼，估计建造时可能参考了卢浮宫的现代化的"金字塔"玻璃入口。一楼为门诊、结账处、日间病房、银行、咖啡厅和长廊等，可见三三两两的病人自己推着输液架或行或坐，悠然自得，仿佛在度假一般，全没有在国内医院输液室常见那般焦虑、那般紧张。二楼为手术室，三楼为医生办公室、会议室、检验科、放射科等。四楼为病房和 ICU。这是家具有 90 张床位的五脏俱全的"大"医院。负责人是外科的 Adam 教授。

有人可能会笑话我崇洋媚外以至头脑发昏，我们医院1800张床位，也只敢说是地方性综合医院，只有佩提亚－萨勒佩提亚医院那样拥有3000张床位才是真正的大医院！

其实我的脑筋并没有短路，我真的认为它是一家大医院！理由有二：一、我总共在布鲁斯医院访问学习5天（周一～周五），该医院共进行了12台肝脏切除手术和一台肝移植手术，粗劣的估算一下，布鲁斯医院每年要进行600台肝脏切除手术，而我们医院只有100多台，省内也没有超过每年600台肝切除手术的医院。二、第二天早晨，我在一间办公室大门上发现这样一块铭牌"Pr. Henri Bismuth"，我大吃一惊，Bismuth？难道是欧洲肝脏移植之父Bismuth教授？（另一位肝脏移植之父是美国的Starzl教授，他们在上世纪六十年代分别完成了世界上第一例和第二例肝脏移植）。我怀着忐忑之心求证了一下，这位大教授果真就藏身在这只有90张床的小医院里。

这是一家非常忙碌的医院，每天清晨，低年医生们就开始查房，8点起，准时进行病案讨论，由外科医生、内科医生（肿瘤科）、放射科医生、ICU医生、手术室护士长等参加，由内科教授主持，讨论昨天收入院的每个新病人、每个手术病人以及每个住院病人，时间不长，但由于由多专科医生参与，所以分析全面、决策果断，效率很高。8:30后是手术时间。晚上6点~8点又是病案讨论时间，周而复始。

手术时间是我最喜欢的时间，因为我自己有近千台肝脏手术的经验，我仿佛又回到我熟悉的舞台边，可以很从容地欣赏他人的表演。周一有两个肝脏手术，其中一台是个结肠癌根治术后的病人，因为肝转移已进行过一次肝转移灶切除手术，那次手术摘除了散落于肝脏Ⅱ段、Ⅳa段、Ⅳb段、Ⅴ段和Ⅰ段的五个小病灶，经化疗和生物治疗等后续处理后，CT又显示在Ⅷ段和Ⅶ段发现了三个小转移灶。这次Adam教授决定要进行右半肝切除，为了避免残余的左肝过小导致术后肝功能衰竭，四个月前特意进行了门静脉右支的栓塞①，现在右肝体积250CC，左肝体积900CC，完全具备了右半肝切除的条件。9:30手术正式开始，切肝前又施行了术中B超以进一步明确病灶的部位和数目，四个多小时后，右半肝终于切除下来了，Adman教授首先将切下标本一片片地剖开，检查病灶与术前的诊断是否吻合，然后他又回到手术台上，亲自做起了术中 B 超，这次检查的是保留下来的肝脏的动静脉血液供应，尤其着重检查了肝中静脉的通畅程度，这样严谨的态度我以前从未见过，就是在美国访问期间也未见过。

下午 2:30 后，我终于来到了院内简陋的小餐馆，在淡淡的咖啡味中，我慢慢回味刚刚品尝的第一个"法式手术"：手术器械真不少，尖端武器一样不少，但似乎手术技巧一般般，国内很多肝脏外科大夫的手术都比这快多，吴孟超院士眼睛看着天花板，切个右半肝往往用不到半个小时！而我本人既是干练手术风格的赞赏者也是忠诚的实践者。另外，右肝的三个转移灶并不大，完全可以做局部摘除，为什么要扩大到右半肝切除？为了做右半肝切除术，先做门静脉右支的栓塞，使手术推后了四个月，会不会延误病情？

周二的是三个肝脏手术，一例贲门癌肝转移，二例结肠癌肝转移，其中一例转移灶位于肝右叶Ⅳ段，另一例转移灶位于右尾叶，前二例手术按部就班，不过右尾叶转移的那个病例没有做单独的尾叶切除，而是施行右尾叶联合右半肝切除术，在我看来又是一个"过分扩大"的手术。

我忍不住了。术后，就这两例扩大的手术请教 Adam 教授，由于我没学过法语，勉强的英文对话进行的断断续续，总体意思是一切治疗手段服从于治疗效果。最后，Adam 教授送我两本厚厚的资料，原来是关于国际上近 7000 例结直肠癌肝转移的总结，从中清晰地显示，众多病例经他们中心多次手术结合化疗、生物治疗及局部治疗后，其十年生存率高达 30%~40%，远远高于平均水平。

随后的三天，他们又进行了类似的七例手术，手术依然进行的"慢慢悠悠"，手术的适应症依然那么的"宽广"，手术的范围依然那么的"巨大"，不过我似乎有点欣赏他们的手术了。

朱自清先生说：巴黎人谁身上大概都长着一两根雅骨吧。但我在短短的一周内却一点也没感受到巴黎人的雅气，强烈感受到只是巴黎人的雄气。这真是医院大小不由床位多少决定！医生水平高低不由手术快慢决定！

刍议临床路径管理和个体化治疗

近年来，重大医患纠纷不断出现，医患冲突不断升级，甚至出现流血伤亡事件，例如，2006 年，深圳市山厦医院因为一患者意外死亡，演变成重大医疗纠纷，家属多次与医院人员发生肢体冲突，医生护士只能戴上钢制头盔上班，成为世上一大奇闻。2007 年底，一孕妇在北京朝阳医院就医，因其男友拒绝在剖腹产手术同意书上签字而致死，引起公众的广泛关注和热烈讨论。09 年 6 月，肾病患者杨某在福建省南平市第一医院接受手术后死亡。死者家属扣住两名医生，逼其向死者遗体下跪。随后，逾百民众冲入医院，并与医护人员发生激烈冲突。多名医护人员被打伤，受伤最重的医生身中六刀。市政府出面协调，迫使医院方赔偿人民币 21 万元，达成不进一步追究刑事责任的协议，息事宁人的处理方式引发了医护人员强烈的愤怒。以至于南平市多家医院的数百名医护人员聚集在南平市政府门口，强烈抗议"医闹"行为，要求有关部门严惩伤人者。如此大规模的抗议，在医务人员当中是前所未有的。

2009年11月3日，中央电视台"经济半小时"播出一则节目，指责北京大学第一医院纵容医学生"非法行医"，以致北大医院自己的研究员熊卓为死亡。这引起北大医院强烈抗议，他们认为，熊卓为的家属歪曲事实，是企图利用媒体舆论影响司法判决，新闻媒体的调查核实也未落实到位。这一事件同时也引发了全国医护人员对媒体公正性的质疑和讨伐。

愈演愈烈医疗纠纷，让卫生部部长陈竺也不得不承认："医患关系存在局部不和谐的严重问题。"

究其原因，可谓众说纷纭。大致有技术层面、服务层面、沟通层面等等，新医改方案虽公布近一年，但患者与医务人员普遍的对立态度总体上并未改善，媒体的批评仍然连篇累牍。原因何在？

卫生部副部长黄洁夫一针见血地指出："医生、患者、媒体都不是坏人，现在公立医院的体制要变，不变是解决不了医患纠纷问题的"。为全面推进公立医院的改革，卫生部于今年初推行了临床路径管理试点工作。

所谓临床路径，就是为每一个病种设立了一套标准化的诊疗规范和程序。规定某种疾病应如何检查，该用什么药物，应该住院多少天，术前术后如何护理、必须检查项目，复查必检项目，什么标准符合出院要求等。临床路径把患者就医过程中的内容详细化、规范化、程序化，做到步步明晰，步步有据可依。实施临床路径管理将保证患者所接受的治疗项目精细化、标准化、程序化，减少治疗过程的随意化；提高医院资源的管理和利用，加强临床治疗的风险控制；缩短住院周期，降低费用。患者就诊时就清楚医生将如何去做。简而言之，临床路径就是要像汽车导航一样，为"驾驶员"找到最近、最快、最佳的路线。

据了解，一旦确定了某种疾病符合临床路径，收入院后将自动启动临床路径，在检查和用药上将绝对可控。先期开展临床路径管理试点的辽宁、广东等地的情况表明，真正进入临床路径治疗后，的确能缩短患者平均住院日、控制医疗成本。

2010 年 1 月 28 日在南京召开的全国医政工作会上，卫生部副部长马晓伟表示，今年将至少在 50 家医院和公立医院改革试点城市开展临床路径管理试点工作，探索建立适合我国国情的临床路径管理制度、工作模式、运行机制和评估改进体系，为在全国推广积累经验。

然而，也有许多专家表达了不同的观点，有人认为临床路径管理并非十全十美，也不是解决目前医疗问题的灵丹妙药。在严格执行临床路径的美国，近年来医疗纠纷也是不断增加，据统计，1991 年到 2003 年平均每件医疗责任案件的赔偿额增加了 1 倍。据美国医学会提供的数据，全国 50 个州中有 17 个州医疗责任险保费大幅上升，25 个州增幅明显，只有 8 个州基本稳定。例如，在 2000 年至 2008 年期间，新泽西州保费增加了 151%，康涅狄格州增加了 170%，费城则增加了 286%。

因为人类机体的复杂性、多样性和医疗的不确定性，要制订出某一疾病统一的诊断标准和治愈标准、统一的质量监管措施绝非易事。许多疾病的治疗往往要求因病而异，因人而异。我国传统中医的精髓就是辨证施治。从以人为本的角度出发，重视个体化治疗是当今医疗的迫切需要。

以肝癌为例。今年 3 月，著名肝癌防治专家、中国工程院院士汤钊猷在全国肝癌中青年专家论坛上说，过去一般认为手术切除肝癌是唯一手段，但实践证明射频消融、介入化疗、肝动脉结扎合并插管、放射免疫治疗或局部超分割外放射治疗等方法，在肝癌的临床治疗中也很有成效。汤钊猷呼吁，为了进一步提高肝癌治疗效果，个体化治疗的理念应在临床医生中普及。

同样，在国外，肿瘤的个体化治疗也掀起了一股热潮。2009年的美国临床肿瘤学会年会就直接把"个体化肿瘤治疗"作为大会的主题。

临床路径管理强调共性、强调统一，个体化治疗强调个性、强调特色，两者水火不相容。主张临床路径管理的专家和主张个体化治疗专家同为权威人士，都言之凿凿，我们该听从哪一方呢？

我不禁联想，临床路径管理，好比美国的肯德基，在全世界使用统一的生产方式，从而产生了统一口味的产品，同时也保证了质量的高度统一，在全世界获得巨大的成功。然而，肯德基口味单调，饱受诟病。而个体化治疗，好比中国的土鸡，在不同地方有不同特色，不同的厨师，又做出不同口味，有白斩鸡、三黄鸡、辣子鸡、叫化鸡、德州扒鸡……可谓是精彩纷呈。但也有可能因为厨师厨艺不精或操作失误出现次品。

现在，根据中国特色，在新医改推进过程中，既要临床路径管理来保证医疗质量，又要通过个体化治疗来提供特色服务，这是一对矛盾，如何在矛盾对立中找到统一，这是我们面临的艰巨任务，希望政策的制定者能够统筹兼顾。

看病难是不难

昨天下午，我接诊了我的一个朋友，从市中心的一家大医院溜号而来。

"老兄，怎么啦？"

"唉，院长啊，我已经五天五夜没睡啦！医生说是胆囊炎，挂了五天盐水，一点没见好转！跟他们反映几次也没用，还是老样子治疗，我实在坚持不住了！"

"怎么个痛法？"

"这两边（按着后腰部）痛，不能睡，一睡下二十分钟就痛得受不了，站起来就不痛了，坐着也还好？"

"有恶心、呃气、呕吐吗？"

"没有！"

"大小便好吗？"

"好的！"

"发热吗？"

"不！"

"肚子痛吗？"

"不痛！"

"治疗效果不好，你跟他们院长书记都熟，怎么不去找一下？"

"小毛病，不麻烦他们了。再说，就算找了也不还是那几个医生看。"

"你不是胆囊炎，来让我检查一下，并把资料给我看看。"病人的资料十分齐全，各项化验、彩超、CT、MR，从头到脚应有尽有。我几分钟内就得出结论：资料显示病人胆囊偏大，但没有炎症，有颈椎和腰椎间盘突出症，结合体格检查，本次发作的疾病是腰突症。

我把病人带到推拿康复科，吕主任给他双手扎上针灸，并嘱其在走廊里抬腿散步五圈。

今天上午，我去看他："老兄，感觉怎么样？"

"好！很好！我昨天晚上八点就睡了，真舒服！"

我以前一直认为，与英国加拿大等国家比，他们的病人看病真不容易！看一个过敏等小毛病，要先预约，一约就是几周，等到看到医生，过敏早好了。做胰腺癌手术，要等两三个月，轮到手术时，说不定肿瘤早转移了！据传说，我市某领导访问英国，不幸尿潴留，可恶资本主义，硬是让他在急诊室弊了好几小时，要不是我国使领馆人员出马交涉，差点弊成袁世凯第二。而我们国家，病人随便啥时到医院，随时都能看上病，出几十块钱还能挂专家号，排队时间长了，还可以骂医生砸医院，看病真不难！

然而，今天，我的想法有点变了，在中国看病是比较方便，但是，如果遇上不善于思考、不愿意倾听的医生，看病还真难！一个局长看病尚且如此，呜呼，老百姓奈何！

看病难看病贵，固然主要与政府的投入、医疗的体制有关，与医生的责任心、服务理念也休戚相关！

为新加坡分级医保制度鼓与呼

2011.11.15

上周，由苏州、无锡、常州三市医学会普通外科分会共同举办的《苏南外科论坛》在美丽的太湖之滨举行。会议邀请到四位新加坡外科专家做报告。报告之余，我们讨教了新加坡医疗保险制度，受益匪浅。

新加坡秉承英国传统，是个高福利国家，个人缴纳一小部分，由国家承担并组成医保公积金。病人分为 A.B.C 三个等级，B 级又分为 B1.B2，其实共四级。病人可以选择不同的住院等级，C 级病人只要付很少的比例，但是，病房由 20 个病人共住，没有空调，没有电视，不能点医生。B2 级 6 个病人一间，自付比例约 20%。A 级病人可以住单人间或双人间，可以点教授或主任开刀，但是，绝大部分费用要自费。

我们国家尚处于发展中，医疗保险制度尚处于起步阶段。然而，国人住院却讲究条件，双人间嫌太吵，三人间嫌没电视，医保费用远远不够，还一个劲地叫唤"看病难，看病贵"，不知是否能够从新加坡人那里学到点什么？

走马长庚观医院

2013.12.4

上周随国家中管局走访宝岛台湾，在林口长庚纪念医院培训学习，短短数天，感触颇多，与大陆目前的医院相比较，该医院体现了多方面的优势，至少可以概括为：集团化、精细化、信息化、人性化、法制化。

长庚医疗集团是由台湾前台塑大王王永庆先生捐资二十亿新台币在 1974 年开始建设，1976 年第一家医院在台北启用，近四十年来已快速发展到拥有七家医院的大型医疗集团，目前拥有病床 10070 张，员工约 20000 人，年收入约 500 亿新台币。其中林口长庚医院拥有 3716 床，是台湾最大的医院，设备尖端，技术先进，年发表 SCI 收录论文 1000 篇，是台湾水平最好的医院。集团实行统一管理，就人财物各方面进行统一调配，起到取长补短统筹兼顾的作用。

长庚医院的管理，真正体现了精细化，在决策委员会统一领导下，由管理部和院务委员会两个体系组成，就好比对江苏省的管理是由国家各部委和省委两个体系组成，分别从条线和块的角度进行管理，相互牵制，相辅相成。20000 名员工，细分为 7700 职位，员工各有其职，各尽其职，几乎所有的岗位都有明确的职责和要求。全院共设置12000 个责任中心，依赖其强大的信息网络，每天上报各责任中心的运行细节，通过信息处理，将 12000 个报告分类汇总，管理部逐日逐周逐月进行分析，从而做到对医院的运行了如指掌明察秋毫。整个长庚医院，人力成本高达医院收入的 50%，药品和医用材料只占医院收入的 35%，而医院运行成本仅仅只有 8%，因而还有 7% 盈利。

　　人性化的服务体现在医院的方方面面，提供以病人为中心的整合型服务，让病人在最短的时间内到达最合适的地方，得到最好的照护。林口长庚医院每天 10000 个门诊病人，400 台手术，整个医院井然有序。人性化的服务还体现在对员工的身上，医院为员工提供学习、培训、晋升的机会，也对员提供应有的保护。早在三十年前（1984 年），当时年纪轻轻的陈肇龙医师在林口长庚医院完成了亚洲首例肝脏移植术，引起全岛轰动。其轰动的不仅仅是手术的成功，而是所用的肝脏取自于一位心脏依然跳动的严重脑外伤患者，长庚医院院务委员会居然批准了这一手术。当时，全亚洲还没有一个国家或地区通过"脑死亡法"，全台湾立刻陷入巨大的争吵之中，一派人控诉陈肇龙是杀人凶手，应该绳之以法！另一派人高呼陈肇龙是民族英雄，应当顶礼膜拜！有赖于受移植病人的康复，也有赖于医院的支持，这场争论的结果是几年后台湾省在亚洲率先实施了"脑死亡法"，用陈肇龙教授的话说：被迫实施！

我们去长庚医院的前一天，长庚的一位护理员被打了两个"耳光"。起因是一位王姓乡民代表的父亲住院，王乡代电话给护理员咨询病情，由于电话中不能确认对方的身份，护理员没有作出解答，而是要求对方来医院面谈。王乡代怒从心中起恶向胆边生，冲到医院，给了护理员两个"耳光"。我们到长庚医院的当天，医院开了新闻发布会："谴责医疗暴力，捍卫医护同仁尊严"，在大厅提供签名处，方便员工签名声援。当天晚上，台湾各大电视台纷纷报导此事，王乡代交了十万新台币后被保释。两天后，王乡代前去医院赔礼道歉，被记者纷纷批评，指责她没有诚心，还挖掘出她以往的斑斑劣绩，上纲上线，痛打落水狗！直到离开台湾，这事才处理结束。无独有偶，今天常州的媒体报道了市区及金坛多位医护人员被病人打"耳光"的事，回顾和环视大陆的医疗环境，就处理医疗暴力的法制化方面，台湾给了大陆两个耳光！

肝胆外科行医手记

刍议"看病难　看病贵"

2016.6.1

"看病难、看病贵"是热词，中央也非常关注，多次出台的医改方案也是始终聚焦于此。新旧两次医改，历时三十年，迄今民声鼎沸，举步维艰！那么在中国"看病难、看病贵"到底难在哪？贵在哪？

假若你是个病患，去社区医院不太放心，想去大医院看比较放心的专家，可是，医院里人山人海，要排队挂号挺难，著名专家更是一号难求。即使挂上了号，排队三小时，看病只有三分钟，接下来检查排队、验血排队，CT、MRI还排不上号，折腾了好多天，往往钱花了不少，病还没看出来，看病真难！甚至有少数情况下，一人得病，全家动员，因病致贫、因病返贫还时有发生。所以说从病患方看：医生太少，病床太紧、环节太多、过程太慢、费用太高，总之，看病很难也很贵，急需改善！

然而，有人却不这么想。

随着科学技术的发展，医疗技术也在不断进步，医疗水平的提高给人民创造了巨大的福祉，比如，我国的平均寿命，已从解放初的 35 岁提高到 75 岁。然而，医疗技术的进步，必然导致看病程序复杂，看病必然就越来越难、越来越贵。以心梗为例，在过去，医疗技术不发达，心梗患者发病后往往很快去世，许多病人甚至连医院的大门都没来得及进，看病自然不难也不贵；而现在，随着医疗技术的发展，病人很快送进 ICU 病房，从 EKG、心肌酶谱、动态 Hoter、心脏扇超、CT、MRI、冠脉造影等，一系列检查不断升级，然后溶栓治疗、抗凝治疗，心脏支架、冠状动脉搭桥手术甚至可以心脏移植。这样不断推进，病人的治疗效果大大提高了，但是，看病也越来越难、越来越贵了。所以人们可以说，看病难、看病贵是医疗技术进步的副产品！

从全球宏观角度看，在中国看病也有欧美等发达国家没有的优势，比如，在中国，平均诊疗费用较低，以全胸片为例，在美国需 600 美元，而在中国仅需 80 元人民币左右。所以，美国每年医疗卫生支出占 GDP 的 15%，而在中国不足 6%，而且美国尚有约 15% 的人没有医保，中国已经基本人人享有医保。在英国，全民医保，但是，病

　　　　肝胆外科行医手记

人从全科医生转诊到专科医生的时间是 16 周，如需手术，英国政府承诺等待时间不超过 16 周，据说，这个承诺兑现的比例并不高。而在中国，病人随时随地可以去任何一家医院看病，手术等待时间仅需数天，最多 1~2 周。据统计，2013 年，美国的每千人口病床数为 3.1 张，英国的每千人口病床数为 3.0 张，中国的每千人口病床数已达到 4.55 张，目前，常州市的每千人口病床数已达到 5.1 张。2015年欧美人均每年看病 4 次，而在中国，人均每年看病 7 次，这么算，中国人均每年看病次数比欧美人多了近一倍！因此，从这些角度看，相对于欧美发达国家而言，中国人看病还是比较便宜和比较方便的。

最后要提醒大家的是：每个人都希望长寿，希望长生不老，然而，每个人终将老去，生老病死是客观规律，有哪个医生能医好死亡这个病呢？人只要不能不死，看病就永远难！从哲学层面看：看病难与不难的矛盾就是生与死的矛盾，永远无法解决！

附

小 品 人 生

背着菠萝上学的男孩

2010.2.17

今天是大年初四，回老家为舅舅祝寿。看着舅舅两鬓斑驳，垂垂老矣，儿时的记忆点点滴滴涌上心头。

我出生在无锡农村，我的印象中父亲是个勤劳踏实的好村长，母亲是个勤俭持家的好管家。记得儿时的教科书上描写我的家乡是"美丽富饶的鱼米之乡"，每次读到这句话都为我的家乡而骄傲。

然而，"鱼米之乡"的村长家并没有多少米。夏天的下午，我的功课之一就是挑选一个南瓜，刨皮去瓤，洗净切块，放入锅中，加适量水，大火烧，文火煮，直到块块南瓜全都融化成糊状为止。连吃几个月南瓜之后，山芋就成熟了，每天早晚二餐就换成"煮山芋""汤山芋""蒸山芋"……在母亲这样"统筹规划"下，我家并没有像村上其他人家那样"吃了上顿没下顿"的悲惨现象，但是儿时最深刻的印象就是"吃"字。

那时我心目中的英雄既不是"村长父亲"，也不是"家长母亲"，而是"厂长舅舅"。舅舅大概是初中文化，只能算粗通文字，但是舅舅当过兵，而且还是"团首长"的警卫员，可谓"见多识广"。复员后就成了我们生产大队的民兵营长，他这个民兵营长是否带领民兵干过"站岗放哨抓特务"的革命工作，我已经了无印象，但我却清清楚楚记得他开办了生产队的"第一，第二，第三……"队办工厂，如"猪鬃厂""塑料厂""化工厂"等等。那可是上世纪七十年代初，"文化大国革命"正如火如荼进行之中，口号是"只要社会主义的草，不要资本主义的苗"。我至今还想不明白在无锡农村怎么已有了"民营经济"萌芽，现在想来我舅舅可算"社会主义市场经济"的先知先觉者了。

我的"厂长舅舅"没有恪守职责"深挖洞广积粮"，而是经常走南闯北。舅舅每次出差回来的日子就是我这个小外甥的大喜之日，舅舅除了会跟我讲点"北京、青岛"等大城市的见闻之外，还会给我一点礼物，比如两颗糖或一块面包、半个蛋糕……有一次舅舅从南方回来，居然带给我一个菠萝。

那硬邦邦、毛乎乎、沉甸甸的玩意儿我是第一次见到，白天我把一直把它捧在手里，晚上我就把它放在枕头边，第二天上学我把它放在书包里。一到学校，我就成了"风云人物"，班上50多个同学都知道了我有个"怪物"，每个人都想看一眼，我毫无争议地决定谁可以看一眼，谁可以摸一下，谁可以捧一会儿，谁谁谁，谁谁谁绝对没资格。我的权威很快超过班主任老师，并且持续了很多天。慢慢地慢慢地同学们对菠萝不再感兴趣了，但我还是天天背着它。小小的身躯，重重的书包，一周又一周……有一天我发现它发出淡淡的幽香，一天又一天，它的香味越来越浓，越来越醇，终于有一天香味开始变淡了，它的身体也慢慢变软了，颜色变得越来越黄，最后终于"香消玉殒，寿终正寝"。奇怪的是天天生活在半饥饿状态的我，从没有动过吃它一口的念头。

后来我慢慢地长大，上中学，上大学，在我进城后的很长一段时间，我一直坚持认为城里人吃菠萝的时机和方法是错误的，菠萝应该摆放到芳香扑鼻柔软称手才吃！

舅舅的新礼物

庚寅年立夏前（2010.5）

随着年岁的增长，舅舅已不太送礼物给我了，尤其是这些年舅舅礼佛之后，送礼这样的俗事就基本戒除了。

昨天回老家，下午，舅舅很郑重地来找我，说要让我看样东西，我当时正在爬格子，想想舅舅也不会有什么稀罕物，就淡淡地回应：好的好的，等会去。傍晚，我将枯燥的论文暂告一段落，去舅舅处。舅舅带我到储藏室，捧出一坛子，打开层层包裹，一看，原来是坛米酒！我有许多坏毛病，爱好米酒就是其中之一。

老家农村，有做米酒的传统，逢年过节，家家户户捧出自酿的米酒，在品头评足中慢斟浅饮，实乃快事也。每家米酒的酿制，往往都由一家之长掌握，在我印象中颇为神秘和隆重。

每当冬至后，就是酿酒的最佳时间，先精选上好糯米，洗净，水中浸泡十八个时辰，捞起稍晾干，上灶蒸熟，注意需用土灶、铁锅和硬柴火，此时，围观小孩不可多嘴，否则米饭会夹生。随后将热腾腾米饭倒入大匾中，摊开散热，此时，我们小孩子们往往能捞到一二小团米饭作为对我们长时间坚持现场观摩的犒赏。待温度适宜，就可将米饭放入大缸中，缸须洗净并预热，这米饭的温度非常关键，往往决定着酒的酸甜，而这温度的掌握全凭经验，现在想想父辈们真傻，不会插个温度计吗？若时光倒流，我一定为先父准备好温度计。不过，据我观察，现在主掌酿酒大权的长兄仍未使用这个现代化的高科技武器。

下一道工序就是在米饭上撒上酒药，这酒药也是关键，有时候父亲会利用上一年栽种的药草自制酒药，不过记忆中好像失误的次数较多，所以大都用镇上现购的。酒药撒匀后，取一稻草编织的盖子盖严实，四周及上方围上稻草以保温，基础工作基本完成。

静等数天后，稻草堆中慢慢有酒香飘舞，渐渐弥漫满屋，待酒香醉人之际，就可以开缸了！把握开缸的时机是酿酒的又一关键，过早则酒生，过晚则酒浑。开缸之时一般人家都会舀上一小碗原酒尝尝鲜，却绝不舍得多舀。

然后就是"下（hu）水"了，即往缸中加水，水须冷却的开水，加多了酒淡，加少了产量低，这往往考验一个酿酒者的对贪念的控制力。

再耐心等几天，酒就可以过滤出缸了，盛入一只只口小肚大的酒坛中，撒上一些红花，一坛坛靠墙摆开，看来赏心悦目。饮时倒入碗中，橙黄的酒、鲜红的花，清香扑鼻，美艳动人。喝一口，绵厚绸长，回味无穷。

只可惜，这酒只宜鲜饮，不能久存，一过清明节，酒就会发酸发浑，无法下咽。我曾设想，清明节后酒变质，不过是气温过高所致，只要将温度控制在适宜范围中，就可将酒保鲜。于是，我曾多次试图将米酒密封于瓶中、藏之于冰箱，却每每糟蹋了我的好酒。

舅舅取来一杯子，舀出大半杯，只见色泽金黄、清澈透明，一见便知绝非凡品。我浅浅呡一口，清香不再，口感稍涩，但后劲浑厚，一股暖流直冲腹中，果然好酒。时值三月，序属春末，何来这酒呢？舅舅说，这酒已从08年珍藏至今，我深感惊讶，不知舅舅用了什么绝招，想必舅舅多年来一定悄悄地不断试验，估计屡试屡败。这次终于成功，且历经三个清明二个盛夏的考验！

喜欢吗？

喜欢！

抱去吧！

这个新礼物，让我深深感动，但我最终没有接受，让舅妈再次细细密封，留待他人。

独乐乐？与人乐乐？何乐？

童年的理想

2010.5.31

钱玄同先生说过"人过四十就该死",与钱老的学问比,按说我这不学无术之辈早该死了,惭愧!

但凡"老不死",或多或少都有点毛病,最常见症状是倚老卖老忆苦思甜,嘴上老挂着:想当年……那时候……,我发现自己的症状越来越重,已有病入膏肓之势,每在几口小酒后,转入病危。

其实我清醒时也知道,我们"六八式"(六十年代出生,八十年代上大学)既没有经历新中国成立前的枪林弹雨,也没有遭受"三年自然灾害"的饥肠辘辘,更没有体验"文化大革命"的文攻武斗,可以算真正"生在新中国、长在红旗下"的幸福一代,没有多少童年的苦难艰辛值得回味和卖弄,只是刚才打开龙博,那数月来每天坚持跳上跳下的要求我们"迎六一回味童年"小贴士又加重了我的病症。

那就来老生常谈,说说童年的理想吧!

《我的理想》是老师最偏爱的作文题，小时候几乎年年要做一篇，具体内容早已遗忘，题目倒还记得几个，《长大了我要当一名人民教师》、《长大了我要当一名解放军》、《长大了我要当科学家》、《长大了我要当工程师》……

其实，这些都不是我当年真正的理想，我的理想非常渺小，当时不好意思说，现在脸皮厚，可以向大众坦白，我的理想就是有朝一日能一下子买上一整坛的豆腐乳，吃个够！当然，如果钱实在多，就奢侈地买上两坛，一坛自己独享，一坛孝敬父母，挥霍与孝敬两全俱美！

那时的我，很可耻，没有一点伟大的革命理想，只想吃！在我看来，豆腐乳是世界上最好的美味佳肴，尤其是那红色的小方块，盛放在乳白色的碟子上，如盛开的红玫瑰，赏心悦目。轻轻地夹上一点，慢慢地放入口中，舌头浅浅地一舔，喔！又鲜又香，又甜又咸，细腻柔绵、回味无穷。

现在，不管是在宾馆或饭店，无论是山珍还是海味，总是不能吃出那时的味道，所以豆腐乳的舌齿留香，存盘至今。

奇怪的是，我一直没有潇洒地"排出九文大洋"真去买上两坛豆腐乳？不过阿Q说，真想买也买不到了，因为大坛大坛的豆腐乳已经与时俱进，改为小瓶装了。

偷瓜容易偷草难

2010.7.28

大凡在上世纪六十年代出生的人，儿时又是在农村度过的，总有许多难忘的趣事，也少不了一些如偷瓜之类的糗事。今响应龙博号召，厚脸皮晒一回。

小时候父亲是生产队小干部，严禁我兄弟小偷小摸。当时的农村生活十分困难，村上孩子经常外出偷几条鱼儿回家改善生活，这在我家是万万不能的。作为弥补，父亲会在农闲之余，用丝网张些小猫鱼来犒劳我们。

由于缺乏锻炼，在偷技上，我是低能儿。但每每看到小伙伴们在谈论偷瓜时的得意劲儿，心头便蠢蠢欲动，好在瓜果可以随偷随吃，父母不易发现，于是便时常随团队"作案"。

我儿时总是饥肠辘辘，瓜果自然是我垂涎三尺的"宝贝"，既是宝贝，别人看守也紧，成功率并不高。要提高成功率，需要苦练基本功，在行动时机的把握、地点的选择、出击的方式上都有讲究。

然而，我们也并非怎么方便怎么偷！盗亦有道，一般的规矩是：只偷集体不偷私人；不偷本村偷邻村的。于是，每当瓜熟时节，就出现了一伙"偷瓜贼"。于是便有了许多难忘的回忆，如今每每看到孩子们背着沉重书包匆匆而行，我都会想到儿时，想到儿时偷瓜的一些趣事。

一

漫漫夏夜，浊暑难消，难得某村放电影（露天的），虽远必至！如《渡江侦察记》《侦察兵》等，百看不厌。电影放毕，一般已近午夜，回家路上会经过一片一片瓜地，待觅得瓜地旁紧邻着高粱地或桑树地，即为绝佳"作案"地点，若月色朦胧，更佳！伙伴们逐一潜入高粱之中，运动至瓜地边，伺机突进，抱双手可及范围内最大西瓜一只，速归。稍定神，一拳砸开，掏心紧吃，弃带有瓜子之部分于地，再入瓜地采瓜一枚，再掏心，如是者再三，直至腹胀如鼓，方弃此瓜地前行。如腹稍空，再偷瓜如仪，渐吃渐行，终近村，捧最后一瓜返家并深藏，留等明日享用。

现在回想，仍无比惬意，只庆幸自己命大，居然没被四处出没的土灰蛇咬了。若今夜友人拉我至瓜地，任我免费任意摘取，却再不敢入瓜地半步也！

二

我村向南里许横亘一条运河，宽几十米，称之为"大河"，有一河滨向北深入几百米通向我村，河滨东西分别为东大河岗和西大河岗，岗上遍种桑树和杆稞（似芦苇，旱生），岗下再往东和西边，分别是两个村庄，与我村成犄角之势。我们常以村子为根据地，向四周几个村庄扫荡，大概是因为有运河的缘故，南面二个村子是我们最常去的。不过，运河对岸仿佛是敌占区，由于地形不熟，我们很少上对岸作战，尽管我们几乎天天在运河里戏水、摸蚌、吊轮船。

一日下午，玩水尽兴之余，大伙突然决定上对岸进行军事行动，于是，我们几个迅速上岸，南岸一片开阔地，了无遮挡，实在不利于团队作战，但又忍不住那些香甜可口瓜果的诱惑，四顾无人后，几乎明目张胆地闯入一块瓜地，每人摘一只瓜后逃回河中。尚未来得及品尝战利品，瓜主人已追赶至河边，我们都将西瓜夹在两腿之间，高举双手来证明自己的清白，幸亏我们贪心不大，每人只偷一只，否则瓜浮脏显，人赃俱获。

现在想来，那瓜主人早知我等的小小伎俩，只不过看在我们贪心不大之上，不跟我们计较，故意放了我们一码罢了！

三

作案多年，虽不说是百战百胜的常胜将军，却鲜有失手，但也有过一次丢人的经历。

那是一个普通的夏日，疯了一下午后，依例我们每个人的草筐还是空的，此时，我们来到西河岗西边的那小村庄旁，一片瓜地吸引了我们，那里杂草丛生、瓜藤枯萎，几个小破瓜零星撒落，"这肯定是块荒废的西瓜地，我们进去割点草吧。"一小伙伴提议，"好呀！""好呀！"……附和一片。在诱人的青草面前，我们违背了不入私人领地的原则，呼啦一声涌了进去，只图"多快好省"地完成割草任务。几分钟后，青草倒下一片，几乎装满一筐，正洋洋得意间，只听村边有咆哮，不好，有人追来了，我们迅速窜入桑树地。连续穿过几片桑田，那人却紧追不放，有两人跑不动了，只能留在西河岗捉迷藏，我们几个下决心远走高飞。于是我们一直向东撤退，来到河滨边，我们丢弃青草，只带上衣服和草筐，轻装上阵，泅渡河滨，来到了东河岗。胜利渡河之后，我们都松了口气，因为从西河岗到东河岗要绕行甚远，那人只会在西河岗继续搜索，断然不会舍近求远来东河岗的。所以，我们仍在河岗上优哉游哉，没人想到再撤向安全的北方。结果，那人在河岗上发现了我们几个渡河之人，便放弃西边几人，不辞艰苦，追踪而至河东，把我们逮个正着。幸好有村上老伯在旁说情，被教育一通后当场释放了。我们内心却很不服气，偷割几棵草，至于这么劳师远追吗？

现在回想，其实根源在于我们的认识出现了失误，我们认为是荒地，主人认为是良田，我们认为是割草，主人认为我们割断了瓜藤。现在社会上绝大多数所谓失败者其失败的根源不正是认识错误吗？这是我唯一一次未偷瓜却被接受再教育的经历。

虽然事情过去好久，但儿时的趣事就像久藏的佳酿，越久远越醇香，现在的孩子与我们相比不知是更幸福呢？还是悲哀呢？

母亲的快乐你知道吗

2012.5.13

今天是母亲节，在外野了一个星期，今天特地待在家里，美其名曰：陪母亲。其实，还是妈妈在洗洗刷刷。

中午特意开了瓶红酒，逼着老母亲举着红酒杯，敬上两杯，我们很开心，似乎已为老母亲做了很多的样子。

突然想到前两天，朋友的母亲来住院，穿着有几十个洞洞的袜子，我大惊，掏出手机要立此存照。在我淫威下，老太太换了袜子和内衣。

也许老母亲捧着稀饭远比举着红酒杯自在，穿着有洞的衣服远比新衣服开心！

母亲的快乐你知道吗？

小鱼儿的父亲味

2012.5.25

最近，央视热播《舌尖上的中国》，罕见地引来国人赞美一片。不禁想起一本书《舌尖上的故乡》，读来乡音绵绵、乡情浓浓。各位大虾若有兴趣，不妨一阅。

幼时家贫，兄弟姐妹多，舌尖上的记忆是饥饿。饭尚不饱，肉更难觅。鱼倒是有的，不过在村边池塘里，是生产队的。父亲是老村长，根正苗红、克己奉公，严禁我兄弟偷捕私捞。幸运的是，我们兄弟经常能不劳而获地免费品尝空中飘荡的鱼香味。

当然，也有开荤的时候。印象中，西北风刮过，偶尔闲暇时，父亲会取下细丝渔网，蜿蜒布在小河里，我们极其卖力地在河滨梢掷土疙瘩，父亲会有选择地在水面上补上几竹篙，等上一支烟功夫，起网！往往能收获十几二十条小猫鱼，有螃比鱼、川条鱼、肉浪儿（乡名，实不知官名也）……刮鳞去肚，烧热锅，加油少许，微煎（两面），加酒加水加酱油，加雪里红或黄豆更好（一般情况不加），加盖焐，起锅。那小鱼儿，色泽金黄、香气四溢。夹上一条，连头连尾，一口吞进，连肉连骨，一并咀嚼……肉细骨酥、汤美汁鲜，无与伦比！若藏起少许，冻上一夜，次日吃，别有一番滋味！

父亲离去已近廿年。近廿年来，我走南闯北，每至乡野之所，必至厨房，去寻觅那小鱼的芳踪，居然常有收获，每每吃得摇头晃脑。然而，不管在山峦叠嶂的小涧边、还是在河流纵横的沟渠旁，小鱼儿再也没有了父亲的味道！

自由鸽毛乱纷飞

2010.12.14

周日，外甥女来，看望病了的父亲，带来鸽子四只，做大补之用。

那几只鸽子，浑身雪白，小眼圆溜溜，甚是可爱，实在不忍心。

全家实到人口三人，一致举手，全票通过，同意放生！

昨天一早，细雨霏霏，我将鸽子一只只捧出，放入门口小树丛中，洒上大米一把，心中默念：阿弥陀佛，吃吧吃吧，吃饱了飞吧，你们自由了！

傍晚回家，老母亲首先通报：鸽子们没飞走！大概是肉鸽，只在树丛中东钻西窜！

看着冬雨一阵紧一阵松，我取来手电一照，只见那四只小鸽子在寒风呼呼中缩头缩脑，挤作一团！真怕它们冻死，只得一只只捉回，放入纸箱中。

今天天更冷，雨也不停，于是暂停放生计划，只能把

　肝胆外科行医手记

纸箱留在客厅里。

刚才回家，鸽子们在客厅内闲庭信步，鸽毛纷飞！

可怜又可笑鸽子！给你们自由，你们却不会飞翔！不给你们自由，你们却挣扎着跳出纸箱，只落得个鸽毛乱飞！

有好些可怜人啊，天天叫嚷着要自由！不知是否已将飞翔的翅膀准备好？别仗着几根鸽毛就跟老天叫板！

自由鸽毛乱纷飞

母亲的指纹

2017.3.3

从我儿子光荣诞生前开始，母亲就一直在我家义务做保姆兼保安，一晃已近三十载。随着斑斑白发慢慢爬上我的双鬓，母亲也垂垂老矣，我对母亲的批评却日益频繁。"怎么放着新鲜苹果不吃，尽吃宿苹果？""剩菜怎么又放冰箱里啦？""地板不用拼命擦！""衣服揉揉就行，搓来搓去搓坏了！""灯不用随手就关，开开关关反而缩短寿命！""垃圾袋用大一点的！"……

在我儿时的记忆里，母亲的形象是威严的。她白天插秧薅草不让须眉，晚上穿针引线一刻不停，男人干活她也干，男人睡了她还在干，最苦最累的活儿总少不了她，俨然一部永动机。左邻右舍有矛盾，请她去调解，三亲四友起瓜葛，由她去仲裁。父亲任生产队长，白天在外指手画脚，晚上回来由母亲点评打分，再面授机宜，她大字不识却满腹"锦囊"，像个"女王"。然而在我面前，她却更像个"阎王"，一点小错误，就招来长时间的批评教育。她从不说脏话，却把大道理小道理说成车轱辘话，半小时、一小时不带停，比唐僧还啰唆。她也从不打我，气极时会狠狠地拧我耳朵，理论是耳朵反正拧不坏。有一次，大概6、7岁时，我与小伙伴吵架，一镰刀砍破对方的头顶心，母亲独自捧着铺鸡蛋登门赔礼道歉，回家后却没有拧我的耳朵。她不会游泳，夏天我赖在小河里，她会扛根长竹竿，把我赶上岸。天不亮，母亲就催我起床"去割草，晒成草干，集满廿担，就可以不割了。"可是每次聚到十担左右，父亲就把草干挑到镇上卖了，一点诚信也不讲，我只能从头再来。母亲一直教育我"不要怕事，但不要去惹事"，"要堂堂正正！"，"不要占小便宜"，"天下饿不死手艺人"，"力气不要省着用，今天用完，明天又来了！"有一次，我问母亲："妈，你生我的时候是几点钟？""傍晚，天有点黑了，我在七亩泾挑田头（晒干的泥巴块），肚子痛了，挑完田头，回来就生了！"

现在母亲八十多岁了，前几年又动了一次大手术，体力精力大不如从前。家里的门锁用了多年，开关不大灵便，我时常要左拧右拧试探半天，母亲也委婉地说："我现在手脚笨了，门锁不太开得开。"于是乎，夫人说换指纹锁吧。（指纹在胎儿三四个月形成，14岁左右定型，从此终生不变，即使磨掉了表皮，伤愈后也能长出同样的指纹。据说到目前为止，尚未发现两个指纹完全相同的人，是每个人独有的标记。因此，指纹锁一指开锁，既安全又方便。）一万年太久，只争朝夕。几天后的傍晚，明晃晃亮晶晶的指纹锁已高踞我家的大门上，我第一时间来到母亲房间，"妈，锁换好了，这下方便了吧！""装好了，装好了，可惜我的指纹录不上！""怎么会呢？""师傅说我指纹都太模糊了，没指纹！"

我拉过母亲的双手，一个个手指头检查过去。的确，这十个手指肚如今都已平平展展。记得小时候母亲偶尔跟我做游戏，还能清晰的点数手指上的簸箕和螺，"一螺穷，二螺富…九螺骑白马，十螺做工人"（那时候在农民眼里，世上最幸福的人就是城里的工人），不知在哪一年这些美丽的花纹早已磨损殆尽。回想三十年前，母亲刚从农村来，十个手指，二十处甲沟炎，个个又红又肿，一挤一包脓。当年为了治这甲沟炎，差点把她的十只手指甲全部拔光。我不知道是否有医学家研究过，要多少亿万次的穿插，才能让每条甲沟都化脓发炎，更要多少亿万次的磨砺，才能让每个手指指纹都模糊不清且无法复原！

今早六点多，我发现大门虚掩着，母亲在院子里拔草。

"妈，起这么早干吗？天冷，怎么不多睡会儿？""草长长了，得赶紧拔，等下你们出门上班了，万一我进不了门呢！"

呜呼！母亲的指纹一定是跟着野草走了！

母亲的指纹

跋

医学既是科学又超越科学，一方面人体生理奥秘无穷远非现代科学能够一一解析，另一方面人类所携带的社会属性、哲学属性、宗教属性亦非纯科学能够囊括涵盖，"生老病死"成为人类绕不开的魔咒，使芸芸众生爱恨交加。

从医三十多年来常常面对患者及其家属的种种疑惑痛苦与挣扎，时时听到同事们的争论叹惋与疾呼，每每试图从一个医生的角度给予病友一些启发与忠告，以期坦然自若直面生死，以求返璞归真医患和谐。十年来伴着手术刀的舞动，时挥拙笔，随手记录数十件点点滴滴的往事，往往兴之所至，由感而发，所以文字简陋、思绪发散，即兴之作、直抒胸臆，难免严谨不足、贻笑方家。有些资料摘自网络等，亦未一一标注，书中许多观点仅为一家之言，绝非医学论著，权作参考，不宜尽信！若幸能帮助有缘者于万一，则心满意足焉。

此书的写作与发行有赖亲朋好友的支持鼓励与帮助，第一篇文章即拜徐瑞玉女士催产、黄爱民先生助产所赐，赵宇、孙镇江、袁欣、杨佳等先后补拙斧正，吴爽女士悉心安排出版事宜，深表谢忱，要感激者甚蕃，恕不尽述。

戊戌初夏